Les drogues

Docteur Jacques Bensimon
Chef de service au centre hospitalier de Saint-Denis

Les drogues

Préfacé par le professeur Marcel-Francis Kahn

De Vecchi

Directeur de collection : Dr Jean-Claude Nataf
Conception graphique de la couverture : © Anne Pelseneer
Maquette et mise en page : Nord Compo

L'Atlantic, 5 allée de la 2e DB, 75015 Paris

Que l'humanité en général puisse jamais se passer
de paradis artificiels, cela me semble peu probable.
La plupart des hommes mènent une vie si douloureuse dans le cas
le plus défavorable, si monotone, pauvre et bornée dans le meilleur,
que le besoin de s'évader, le désir de se transcender eux-mêmes, ne
fût-ce que pour quelques instants, est et a toujours été
l'un des principaux appétits de l'âme.

Aldous Huxley, Les Portes de la perception

Avant-propos

par le docteur Jean-Claude Nataf

Pourquoi encore un livre sur les drogues ?
Le thème est maintes fois évoqué dans les journaux et sur nos écrans, souvent à l'occasion de faits divers.
En fait, le docteur Jacques Bensimon, avec son regard de médecin et de citoyen, nous apporte un éclairage original sur cet énorme problème qui remplit sa vie depuis de nombreuses années.
Cet ouvrage,
- grâce à ses rappels historiques,
- grâce à ses précisions médico-légales,
- grâce à ses descriptions chimiques et botaniques de chaque produit,
- grâce à ses références à de vrais cas cliniques,
- grâce à ses conseils pratiques,

sera consulté avec intérêt non seulement par les patients concernés et leur famille, mais aussi par tous les acteurs de la vie civile.
En médecin de terrain, le docteur Bensimon décortique toutes les questions qui gravitent autour du problème des addictions, sans esprit polémique et sans a priori.
- Quels signes doivent inquiéter ?
- Comment procéder pour consulter et obtenir de l'aide ?
- Quelles solutions vont être proposées ?
- Quelle sera la durée du traitement ?

Etc.
Des réponses simples et claires sont apportées.
Ce livre se veut pratique, bien documenté et facile à consulter.

Préface

par le professeur Marcel-Francis Kahn

C'est plus à l'amitié qu'en raison d'une compétence particulière sur le sujet de cet ouvrage que je dois d'écrire cette préface.
Le thème de la drogue interpelle tout un chacun : bien sûr, tous les intervenants en santé publique, mais aussi le (la) simple citoyen(ne), qui constate chaque jour en lisant son journal, en écoutant la radio, en regardant la télévision, l'omniprésence du sujet.
Qu'il s'agisse des vedettes du spectacle mortes ou vivantes, des sportifs de toutes disciplines, ou qu'il s'agisse des drames individuels ou collectifs comme dans les banlieues, la drogue est partout présente.
Toutes les drogues, bien sûr, et la langue anglaise qui désigne sous le même vocable stupéfiants et médicaments (*drugs*) nous rappelle que la frontière entre les deux est des plus floues.
À côté des problèmes individuels, les problèmes de drogues ont fait irruption dans les domaines politiques et économiques :
– politiques : la culture de la coca en Amérique latine, du chanvre au Maroc et du pavot en Afghanistan, débouchent chacune pour son propre compte sur des retombées politiques et sociales dont on n'a pas fini de constater les dégâts ;
– économiques : la part de l'économie parallèle, mafieuse, liée à la drogue, n'a fait que croître et, à travers les paradis fiscaux, a joué et joue de plus en plus un rôle dans la crise économique mondiale.

Le domaine culturel n'est pas épargné par les controverses sur la liberté des consommateurs. Faut-il interdire, ou au contraire tolérer au moins certaines drogues comme le cannabis ? Faut-il fonder cette indulgence sur le souvenir de tous ceux – écrivains, peintres, musiciens – qui, au XIXe siècle, ont fait usage de produits qui d'ailleurs, à leur époque, ne faisaient l'objet d'aucune interdiction ? Une telle tolérance, au moins pour les drogues « dures », n'a pas l'aval du rédacteur de ces lignes pour des raisons que le présent livre explicite. Mais, à l'inverse, les prises de position officielles ultra-restrictives ont eu un effet pervers : la peur, vu la réprobation des trop bien pensants et les rigueurs de la loi, d'utiliser à bonne dose, et pas seulement dans les maladies cancéreuses, les morphiniques. À ce propos, je voudrais évoquer une expérience personnelle : dans les années 1950, quand j'étais interne, on pouvait utiliser l'héroïne injectable pour soulager les dernières semaines ou jours des cancéreux en phase terminale. Son efficacité vis-à-vis de la douleur, mais aussi de l'angoisse, était remarquable, supérieure à celle de la

morphine. Or cet usage est maintenant interdit. Un film canadien récent nous a montré qu'un fils, pour soulager son père en phase ultime, devait s'adresser à la pègre pour obtenir un produit, c'est vrai, difficilement remplaçable ! Le cannabis, utile dans certains états douloureux moins dramatiques, reste interdit en France ! Donc le pour et le contre s'affrontent sans conclusion définitive.
Mais pendant ce temps, la guerre – car c'en est une – contre les barons de la drogue continue. Serait-elle déjà perdue, après avoir été déclarée il y a quarante ans par un président des États-Unis, comme le rappelle le *New York Times* du 20 juin dernier ? Notre civilisation va-t-elle devenir celle du *Meilleur des mondes* d'Aldous Huxley (1932), où une organisation sociale effrayante bâtie sur l'eugénisme n'est tolérée que grâce à un euphorisant, tranquillisant, le Soma ?

Pour répondre à toutes ces questions, les professionnels, les décideurs et les simples citoyens doivent avoir accès aux renseignements, et pas seulement par les données brutes et souvent contradictoires trouvées sur Internet. L'écrit reste le moyen le plus efficace d'informer. C'est dire tout le bien que je pense de ce livre ! Le docteur Jacques Bensimon se collette depuis des années avec la prise en charge des jeunes des quartiers difficiles, victimes ô combien plus vulnérables, y compris face à la loi, que les vedettes du show-biz et du sport. Nul mieux que lui, acteur de terrain, ne pouvait rédiger cette véritable encyclopédie. On y trouve aussi bien des données très complètes sur l'histoire des drogues que des éléments techniques et médicaux les plus précis ainsi que l'ensemble des renseignements opérationnels des drogués. Les adresses utiles sont fournies de façon très détaillée.

Le docteur Jacques Bensimon a, tout à la fois, la culture, l'expérience et le courage nécessaire dans ce combat difficile. Le succès prévisible de cet ouvrage en portera témoignage ! *Le Grand Livre des drogues* est une encyclopédie des savoirs et des conduites. Il sera utile aux médecins généralistes comme aux divers spécialistes qui ne voient souvent le problème que par une connaissance et une expérience forcément limitées. Mais il sera également utile à tous les intervenants de la chaîne médico-sociale, aux responsables à tous les niveaux des pouvoirs publics. Et enfin, aux parents, souvent décontenancés par un problème qu'ils découvrent brutalement sans connaître les recours possibles, parfois noyés par les informations brutes, parfois contradictoires, qu'ils trouvent sur Internet ! Bref, ce livre est à la fois cultivé, informatif et opérationnel. Ce sera, je le pense, la raison de son succès !

Professeur Marcel-Francis KAHN

Note : Le professeur Marcel-Francis Kahn a longtemps été chef de service en rhumatologie à l'hôpital Bichat à Paris, où il est actuellement consultant. Il est également l'un des premiers spécialistes de la fibromyalgie en France.

Avertissement

Ce livre se veut un document accessible à tous. Il n'est pas destiné aux spécialistes de la toxicomanie ou des addictions. Le vocabulaire utilisé sera le plus simple possible, compréhensible par tous. Les termes techniques inévitables seront expliqués.
La toxicomanie est un problème de société qui a toujours existé, mais qui depuis les années 1960 a pris une grande ampleur. La toxicomanie est un réel problème de société et de santé publique en France et dans la plupart des pays. Les addictions ne concernent pas seulement les pays riches, mais l'ensemble des pays.
Nous sommes tous confrontés, comme parents, amis, citoyens, à des usagers de drogues et à des comportements addictifs.

Nous ne traiterons que les addictions à une substance psychoactive. Nous ne traiterons pas dans cet ouvrage les addictions sans drogues telles que : le jeu, la cyberdépendance, les bourreaux de travail (*work addict*), les achats compulsifs, la boulimie, l'effort physique intense, les conduites de risques…
Nous décrirons les drogues les plus usitées sous forme d'un abécédaire simple, pratique, afin de mieux connaître les drogues, leur histoire, leurs effets, leurs dangers.
La connaissance des produits est nécessaire à la compréhension des usagers et permet de crédibiliser le dialogue avec eux.
Nous aborderons les aspects historiques, sociologiques, pathologiques des dépendances aux drogues.

Partie 1

Définitions et repères

Les drogues dans l'histoire de l'humanité

De tout temps, les hommes ont recherché des substances naturelles pouvant modifier leurs sensations, leurs perceptions, leur état de conscience. Ils ont sélectionné des plantes pouvant diminuer la faim, la soif, la fatigue, la douleur. Certaines plantes pouvaient augmenter leurs performances physiques, sexuelles ou leur apporter une euphorie, un apaisement.

Puis les utilisations médicinales et religieuses ont cherché à régler et à contrôler leur consommation.

Ces plantes sont aussi utilisées dans des rites divinatoires, parfois à des fins criminelles.

Les principales sont le pavot, le cocaïer et le chanvre. Mais d'autres plantes seront découvertes dans le monde et seront consommées par les hommes. Ceux-ci intégreront et codifieront leurs utilisations dans leurs cultures et leurs religions.

Ainsi la feuille de cocaïer est consommée traditionnellement par les civilisations des Andes 2500 ans avant Jésus-Christ. Elle apporte de l'endurance, une résistance au froid, à la faim, à la douleur. Les Espagnols en interdirent l'usage lors de leur conquête. Puis ils l'autorisèrent de nouveau quand ils se rendirent compte que sa mastication avec de la cendre de pomme de terre ou de banane permettait aux mineurs d'être plus productifs.

La feuille de cocaïer était considérée comme sacrée chez les Incas. Elle était utilisée dans les rituels religieux et dans les cérémonies civiles importantes.

C'est aussi le khat, en Afrique, dont la mastication entraîne des effets stimulants et euphorisants.

Les propriétés médicinales de l'opium sont connues depuis au moins 2500 ans en Orient. Le décryptage de tablettes sumériennes de

Nippur permet de faire remonter à 3000 ans avant Jésus-Christ l'usage d'opium en Mésopotamie.
On retrouve son utilisation dans les civilisations égyptienne, grecque et romaine.
Dans le papyrus d'Ebers, écrit 1 500 ans avant Jésus-Christ et découvert à Louxor, on trouve un chapitre intitulé « Comment empêcher les bébés de crier trop fort », dans lequel une préparation à base d'opium est proposée pour calmer les bébés trop bruyants.
Hélène donne aux Grecs le népenthès, boisson à base d'opium pour calmer les douleurs. Homère, dans *L'Odyssée* (VIIIe siècle avant Jésus-Christ), décrit la scène :

Mais la fille de Zeus, Hélène, eut son dessein. Soudain, elle jeta une drogue au cratère où l'on puisait à boire : cette drogue, calmant la douleur, la colère, dissolvait tous les maux ; une dose au cratère empêchait tout le jour quiconque en avait bu de verser une larme, quand bien même il aurait perdu ses père et mère, quand, de ses propres yeux, il aurait devant lui vu tomber sous le bronze un frère, un fils aimé !...

Dans la pharmacopée chinoise, depuis des millénaires, une préparation associant du vin, du cannabis et du *Datura metel* servait d'anesthésique dans de petites interventions chirurgicales.
Les Chinois utilisaient le cannabis pour ses effets apaisants.
En Inde, le cannabis faisait partie de la pharmacopée traditionnelle et permettait de soigner de nombreuses maladies.
Cinq siècles avant notre ère, les Scythes jetaient des graines de chanvre sur des pierres rougies par le feu dans leurs bains de vapeurs. Les émanations de gaz les étourdissaient ; ce rituel convivial leur permettait de se purifier l'esprit et de se laver le corps à plusieurs.
Dans les sociétés primitives, la fonction de soigneur était souvent associée à celle de chaman ou de prêtre. Car la maladie était due à une intervention divine. Le chaman utilisait des plantes pour soulager et soigner. Mais il utilisait aussi des plantes hallucinogènes pour entrer en relation avec les esprits responsables de la maladie.
Il pouvait aussi prédire l'avenir et interrogeait les dieux sur les décisions importantes que devaient prendre les tribus.

La modification de l'état mental et de la conscience est recherchée dans de nombreux rituels religieux par des moyens divers au fil des époques. Outre les plantes hallucinogènes, on peut citer : la méditation, l'hyperoxygénation, le jeûne, la mortification, les états de transe obtenus par le chant et la musique, la danse…
La connaissance des plantes et en particulier des plantes hallucinogènes donnait un pouvoir de guérisseur, puis un pouvoir religieux et enfin un pouvoir politique. Il est très intéressant de comprendre cette filiation des différents pouvoirs dans les sociétés primitives ; elle peut s'appliquer dans de très nombreuses civilisations.
Au VIe siècle avant Jésus-Christ, les moines bouddhistes fument du cannabis pour faciliter leurs méditations.
Dans la Grèce antique, le culte de Déméter (déesse de l'agriculture et des moissons) est lié aux mystères d'Éleusis. Les initiés ingèrent une boisson sacrée et secrète, le Kykéon, un breuvage hallucinogène, afin de vivre une expérience mystique permettant de comprendre les mystères centraux, ceux de la mort et de la résurrection.

La légende de Perséphone
Perséphone, fille de la déesse Déméter, fut enlevée par Hadès, souverain des morts, qui voulait l'épouser. Déméter négligea les récoltes pour rechercher sa fille. Devant le risque de famine, Zeus intervint pour qu'Hadès libère Perséphone, à la condition que celle-ci n'eût rien mangé durant son séjour aux Enfers.
Perséphone mentit, car Hadès lui avait offert un pépin de grenade. Zeus la condamna alors à passer quatre mois par an aux Enfers. Pendant ces quatre mois, la terre s'endort et semble comme morte. Puis tout renaît. Cette alternance de mort et de résurrection est au cœur des mystères d'Éleusis.

L'hypothèse la plus souvent évoquée est que le Kykéon était une boisson à base de blé fermenté contenant de l'ergot de seigle (le champignon *Claviceps purpurea*). Le chimiste Albert Hoffmann, passionné par ce mythe, a étudié l'ergot de seigle une partie de sa vie professionnelle et inventé le LSD.
Chez les Grecs et les Romains, les rites divinatoires étaient souvent associés à des consommations de plantes hallucinogènes.

Les « sorcières » du Moyen Âge étaient des femmes qui souvent vivaient seules à la campagne et qui subsistaient en vendant des plantes, des remèdes, des baumes, des potions, et qui pratiquaient les accouchements. Elles connaissaient les plantes hallucinogènes de la famille des Solanacées (mandragore, datura, sauge divinatoire, belladone…). On les consultait souvent et on les écoutait. On les craignait aussi.

Au début du Moyen Âge, l'Église ne croit pas au pouvoir des sorciers et les laisse officier sans sourciller. Cependant, vers 1199 est créée par le pape Innocent III une institution judiciaire visant à rechercher, à juger et à condamner toute personne soupçonnée d'hérésie : l'Inquisition. L'Inquisition proprement dite débute en 1231, lorsque le pape Grégoire IX publie la constitution *Excommunicamus*, qui définit la fonction de l'inquisiteur. Par leurs connaissances et leurs pratiques, les sorcières se trouvent alors en butte aux prétentions de l'Église. Les inquisiteurs seront chargés de les traquer. Bon nombre d'entre elles finiront torturées et brûlées vives.

La première exécution d'une sorcière sur le bûcher a lieu à Toulouse en 1275.

En 1326, le pape Jean XXII promulgue une bulle, *Super Illius Specula*, qui assimile pour la première fois la sorcellerie à l'hérésie.

Vers 1430 paraissent les premiers traités de démonologie, dans lesquels on accuse les sorciers et sorcières de faire partie de sectes diaboliques.

Le pape Innocent VIII envoie deux dominicains enquêter en Allemagne ; leur démarche sur l'extension de la sorcellerie donnera lieu, en 1486, à un rapport intitulé *Malleus Maleficarum* (le « Marteau des sorcières »). C'est le premier ouvrage de démonologie judiciaire. Il décrit le processus d'interrogatoire et de torture. Les deux auteurs (Heinrich Kramer et Jacques Srenger) donnent libre cours à leur misogynie et écrivent que « Sans les femmes le monde serait moins dangereux… Que faut-il alors penser, quand maintenant tant de femmes sont des sorcières ».

On estime à 100 000 le nombre de procès intentés aux sorciers, et entre 100 000 et 50 000 le nombre d'exécutions (femmes, hommes et enfants). On comptait un sorcier pour quatre sorcières.

Le dernier procès en sorcellerie officiel d'Allemagne aura lieu en 1775, avec Anna Maria Schwägel. En Suisse, la dernière sorcière à être exécutée sera Anna Göldin, en 1782.
C'est la fin de l'Inquisition dans les faits. Sur le plan officiel, elle restera en vigueur jusqu'à ce que le concile Vatican II y mette un terme, en 1965.

En 1798, Napoléon Bonaparte organise la campagne d'Égypte, et emmène avec lui des scientifiques. Au Caire, devant la consommation massive de haschisch par ses troupes, il en interdit l'utilisation. Le docteur Desgenettes en rapportera des échantillons.
Sylvestre De Sacy écrit un mémoire en 1809, *Mémoire sur la dynastie des assassins et origine de leur nom*, dans lequel il considère que du haschisch était donné aux commandos du Vieux de la montagne, chargés de tuer les ennemis. D'où le terme d'« assassin », dérivé de *haschischum* (« mangeur de haschisch »).
En 1845, Jacques Joseph Moreau de Tours, médecin à Bicêtre, publie son traité *Du haschich et de l'aliénation mentale*. Il propose son utilisation dans le traitement des maladies mentales ; lui-même est un consommateur de cannabis.
Son ami Théophile Gautier crée le « club des haschischins », qui réunit des artistes et intellectuels dont Eugène Delacroix, Alexandre Dumas, Gérard de Nerval, Baudelaire, Daumier, Flaubert... Le club se réunit à l'hôtel Pimodan, dans l'île Saint-Louis, chez le peintre Boissard de Boisdenier. Ils consomment du « Dawamesk », une confiture de chanvre indien. Alexandre Dumas, dans son livre *Le Comte de Monte-Cristo*, décrit son héros consommant cette confiture verte de chanvre indien.

Au XVIIe et au XVIIIe siècle, les pays occidentaux font fortune avec le commerce de l'opium, drogue légalisée en Europe à cette époque. Les Anglais cultivent l'opium en Inde et le commercialisent surtout en Chine. La France développe les plantations en Indochine. L'Espagne étend l'exploitation du cocaïer en Amérique du Sud. Les Portugais, depuis la fin du XVIe siècle, produisent de l'opium au nord de l'Inde, dans la région du Malwa. Les Hollandais en cultivent au Bengale et commercent avec les Philippines, Formose et le sud de la Chine.

C'est le début des guerres de l'opium, pendant lesquelles les Anglais et les Français s'attaqueront à la Chine, qui veut s'opposer à son commerce sur son territoire.
La première guerre de l'opium oppose les Anglais et les Chinois entre 1839 et 1842. En 1842 est signé le traité de Nankin, qui oblige la Chine à ouvrir cinq ports aux navires britanniques et à céder Hong Kong, ville qui lui sera rendue en 1997, selon les termes du traité.
La deuxième guerre, de 1856 à 1858, est déclenchée par les Français et les Britanniques, pour forcer le marché chinois à s'ouvrir encore plus.
Puis la révolution technique et chimique du XIXe siècle va faire entrer la toxicomanie dans une ère moderne. Les produits psychoactifs dérivés des plantes ou synthétisés seront de plus en plus nombreux et puissants.
Les chimistes vont découvrir les principes actifs des plantes ; la pharmacie moderne va peu à peu remplacer la phytothérapie empirique. Mais l'enseignement de la botanique et de la phytothérapie va disparaître des facultés de médecine.
L'invention de la seringue (due au chirurgien lyonnais Charles Gabriel Pravaz en 1850) va permettre l'utilisation de la morphine en médecine. Les médecins militaires l'expérimentèrent sur les champs de bataille et dans les hôpitaux militaires. Les résultats furent spectaculaires ; les premiers cas de morphinomanie furent décrits chez les anciens combattants et chez les médecins.
L'alcool, le cannabis et l'opium sont souvent utilisés par les écrivains, les artistes ou les scientifiques. Ils permettent de stimuler leur créativité et d'explorer de nouvelles sensations.
Mais peu à peu la toxicomanie déborde des milieux intellectuels et se propage dans des milieux défavorisés. Les boissons à base de cocaïne sont nombreuses, les élixirs à base d'opium également, l'alcool fait des ravages.
L'utilisation des drogues ne se fait pas dans un cadre culturel et religieux dans l'intérêt du groupe, comme dans les sociétés primitives ; il s'agit d'une consommation individuelle.
En 1882, la France instaure en Cochinchine une Régie de l'opium, qui sera dissoute en 1955.

Les pays occidentaux prennent conscience de l'extension et des dangers de la consommation de l'alcool et des drogues. Des mesures restrictives, répressives et prohibitionnistes sont prises par les différentes nations.
Les États-Unis promulguent le Pure Food Act en 1906, obligeant entre autres le fabricant de Coca-Cola à changer la formule chimique de sa boisson.
En 1912, à la conférence de La Haye, une convention est signée pour contrôler la production, le commerce et l'usage de l'opium, de la morphine et de la cocaïne.
Aux États-Unis, le Harrison Narcotic Act est promulgué en 1914, pour contrôler la diffusion des opiacés et en interdire les usages non médicaux. En 1919, toute fabrication et vente d'alcool y est prohibée. La criminalité va s'organiser pour contourner la prohibition et faire des profits considérables. À la fin de la prohibition, ces réseaux se reconvertiront dans le trafic de stupéfiants. Le cannabis est apparu aux États-Unis vers 1910, en provenance du Mexique.
Durant les années dures de la prohibition, 30000 médecins et 8000 apothicaires sont emprisonnés aux États-Unis pour avoir prescrit et délivré des opiacés à des patients (Antonio Escohotado, *Histoire élémentaire des drogues*).
Le contexte moral et politique explique l'application de la prohibition et de la répression aux États-Unis. Les drogues, pour les ligues puritaines, sont associées à des minorités venant de l'extérieur : les Chinois pour l'opium, les Mexicains pour le cannabis, la cocaïne pour les Noirs et l'alcool pour les juifs et les Irlandais. L'éthique protestante, valorisant le travail et condamnant la recherche du plaisir, est aussi un facteur qui permet de comprendre l'instauration de la prohibition.
Le cannabis sera interdit aux États-Unis par le Marijuana Tax Act en 1937.

En France est promulguée, le 12 juillet 1906, une loi concernant l'importation, le commerce, la détention et l'usage de substances vénéneuses, notamment de l'opium, de la morphine et de la cocaïne. Un tableau des stupéfiants y sera créé par décret le 14 septembre 1916. Le 24 décembre 1953, la loi introduit pour la première fois un volet sanitaire dans la législation anti-drogues.

La drogue depuis la Seconde Guerre mondiale

Après la Seconde Guerre mondiale, la toxicomanie connaît une certaine trêve générale dans le monde. Toutefois on observe au Japon, aux États-Unis, en Angleterre, une consommation importante d'amphétamines, en raison de l'écoulement des stocks fabriqués par les différentes industries pharmaceutiques pour les militaires et les ouvriers des usines d'armement.

Le contexte politique des années 1950 aux États-Unis permet de mieux comprendre l'éclosion des mouvements contestataires des années 1960.

À partir de 1951, les États-Unis sont confrontés à la psychose anti-communiste, orchestrée par le sénateur du Wisconsin, McCarthy. Il s'agit d'une nouvelle Inquisition, dénonçant l'infiltration d'agents communistes dans l'Administration, puis dans tous les secteurs de la vie civile. La chasse aux communistes et sympathisants est particulièrement vive dans le milieu intellectuel et dans le monde du cinéma. Peu à peu, le sénateur McCarthy sombre dans un « processus délirant paranoïaque », il s'attaque au général Marshall, au président Truman, puis à l'armée. Sa paranoïa sera stoppée par le président Eisenhower, qui, en décembre 1954, le convoque devant une commission sénatoriale. Il sera destitué, et mourra en 1957 dans un hôpital psychiatrique.

La discrimination raciale, qui existe dans tous les secteurs de la vie publique, est contestée. Le pasteur noir Martin Luther King mène une lutte non violente contre la ségrégation raciale. Dans les années 1960, la jeunesse bouscule l'ordre établi, refuse la discrimination, les mentalités évoluent.

C'est aussi le début de la guerre du Vietnam en 1961. Cette guerre est très contestée par la jeunesse américaine et par celle des pays occidentaux. Des mouvements de contestation estudiantine apparaissent dans le monde.

L'assassinat de John Fitzgerald Kennedy, le 22 novembre 1963, à Dallas, bouleverse le paysage. Le Président s'était attaqué à la ségrégation raciale, avait nommé de nombreux Noirs à des postes importants. Il avait imposé l'acceptation des étudiants noirs dans les

universités des États du Sud et préparait un projet de loi sur les droits civiques, interdisant la ségrégation.
C'est dans ce contexte que l'on voit surgir aux États-Unis des mouvements de contestation marginaux : hippie, beatnik, underground... L'éclosion du mouvement hippie à Greenwich Village, à New York et à San Francisco va s'étendre à l'ensemble des États-Unis, au Canada, puis au monde. Ses adeptes consomment des amphétamines, du LSD, du cannabis. Ils prônent la liberté sexuelle, le pacifisme, la vie communautaire, l'égalitarisme, le bouddhisme, l'utilisation de drogues. Le Népal et sa capitale, Katmandou, attire de nombreux jeunes à la recherche de paradis artificiels. Pour certains cela fut un chemin initiatique, pour d'autres, une descente aux enfers.
Les drogues sont prônées par certains comme moyen de lutte contre les valeurs traditionnelles. Ce sont souvent des consommations ritualisées dans des groupes.
Dès la fin des années 1960, l'Europe connaît une augmentation importante de l'usage de stupéfiants et du cannabis. Au même moment, le mouvement psychédélique se développe à San Francisco. Les Beatles chantent ***L**ucy in the **S**ky with **D**iamonds*, qui fait référence au LSD.
De nombreux groupes musicaux sont adeptes des drogues. L'héroïne remplace peu à peu le LSD. Des musiciens célèbres meurent d'overdose : Janis Joplin, Jimi Hendrix, Brian Jones, Elvis Presley, Jim Morrison, Kieth Moon, Kurt Cobain...
C'est à partir des années 1960 que la toxicomanie va toucher les jeunes et devenir un problème de santé publique dans les pays occidentaux. L'arrivée du cannabis dans les collèges et les lycées va prendre de plus en plus d'importance.
Le cannabis va être présenté comme une drogue douce, peu dangereuse, ce qui est une grave erreur, que les sociétés occidentales paient toujours en 2009.
De plus, l'augmentation du niveau de vie des familles, et donc des jeunes, fait de la jeunesse une cible privilégiée et captive pour les trafiquants de drogues. La consommation de drogues ne va pas cesser de croître.
Fin 1967, pour avoir refusé de partir à la guerre du Vietnam, 952 étudiants sont condamnés.

En 1968, des révoltes estudiantines éclatent dans le monde : en France, en Allemagne, en Belgique, en Espagne, en Grande-Bretagne, en Italie, en Pologne, en Tchécoslovaquie, au Brésil, au Mexique, en Chine, au Japon, au Sénégal, en Tunisie...
Aux États-Unis, douze universités sont en grève ; de violents affrontements opposent les étudiants aux forces de l'ordre à Berkeley.
L'assassinat du pasteur noir américain Martin Luther King, le 4 avril 1968 à Memphis, attise le vent de la révolte estudiantine. Il radicalise aussi le mouvement des Black Panthers ; leur leader, Malcom X, prône un racisme anti-blanc et réclame le *black power.*
À partir de cette époque, la toxicomanie va prendre de plus en plus d'importance dans le monde.
La consommation est devenue plus individuelle, la drogue devient un fléau qui inquiète les gouvernements occidentaux. Les réseaux de trafiquants s'organisent. L'héroïne est de plus en plus accessible.
Dans les années 1970, l'héroïne va devenir un problème de santé publique, le cannabis va se banaliser et se généraliser, la cocaïne reste encore réservée à une population aisée. Les amphétamines sont souvent consommées.
En France, la loi du 31 décembre 1970 interdit et pénalise l'usage de toute substance classée comme stupéfiant, tout en permettant, en marge d'une procédure judiciaire, une possibilité d'accès aux soins aux usagers qui le souhaitent. On parle alors d'« injonction thérapeutique » : les poursuites judiciaires sont suspendues et la loi pose le principe de la gratuité et de l'anonymat des soins. (Nous reviendrons plus en détail sur cette loi, qui est toujours en vigueur en 2009, dans le chapitre « Rappel de la loi », page 37.)
Dans les années 1980, la crise économique, le chômage, les pertes de repères sociaux et familiaux, entraînent de nombreux jeunes dans la toxicomanie.
En France en 1982 est créé un comité interministériel qui coordonne les politiques de lutte contre la toxicomanie. Les centres de soins spécialisés pour toxicomanes vont y être créés à partir du monde de la psychiatrie. Ce ne sont pas les structures psychiatriques qui prendront en charge les patients toxicomanes ; il y a même souvent un rejet de ce type de patient par la psychiatrie conventionnelle, ce qui, depuis les années 1980, entraîne toujours de grandes difficultés pour

hospitaliser des patients associant à des pathologies psychiatriques la consommation de produits psychoactifs.
L'épidémie du sida (Syndrome de l'immunodéficience acquise), qui touche les toxicomanes, va faire évoluer les politiques de prévention et de soins. La politique de réduction des risques va se développer. Cette maladie mortelle, dans les années 1980, touchait essentiellement les homosexuels et les toxicomanes. Pour 100 patients infectés, il y avait 65 % d'homosexuels et 35 % de toxicomanes. En particulier des héroïnomanes par voie intraveineuse, qui négligeaient les mesures d'hygiène, qui partageaient leurs seringues et qui n'avaient pas de rapports sexuels protégés.
Nous avons eu dans les centres de soins spécialisés pour toxicomanes de nombreux patients décédés du sida. Les usagers de drogues, contrairement à ce que beaucoup de gens pensaient, ont pris conscience des risques et modifié leurs pratiques à risques. Ils ont compris les messages de prévention. La politique de réduction des risques fera aussi évoluer les pratiques des professionnels.
L'abstinence, qui était souvent le dogme des équipes, va être remplacée par la substitution : à partir de 1995, la substitution par la buprénorphine et la méthadone va se généraliser dans le traitement des patients dépendants des opiacés.

À partir de 2000, les comportements des usagers vont évoluer. La polytoxicomanie se rencontre de plus en plus souvent. Les usagers ne consomment pas seulement un produit. Les associations sont fréquentes et potentialisent les dangers de chaque substance.
Le crack, cocaïne du pauvre, arrive en France vers les années 1990, en provenance des États-Unis et transitant par les Antilles.
L'ecstasy et ses dérivés vont être de plus en plus utilisés, en particulier dans les milieux festifs.
Le rapport 2005 de l'ONU sur les drogues montre une forte augmentation de la consommation du cannabis et une hausse des opiacés et de la cocaïne.
L'utilisation du cannabis se généralise en France, les enquêtes des pouvoirs publics montrent en 2007 : 4 millions d'usagers occasionnels, 1,2 million d'usagers réguliers et 500 000 usagers problématiques.

En 2006, un adolescent sur deux en consomme, pour un sur cinq en 1993 (source : MILDT).

Les produits psychoactifs sur le marché sont diversifiés. L'Internet permet de se procurer certains produits illicites assez facilement. Les us et coutumes des consommations se mondialisent.

Définitions

Il est important de préciser, de définir des termes et notions qui sont fréquemment utilisés dans le champ de la toxicomanie. « Addiction » est actuellement le terme retenu par les professionnels. Il est moins restrictif que celui de « toxicomanie ». Il englobe toutes les dépendances liées à l'utilisation de substance psychoactive ainsi que les dépendances sans drogue.
Nous ne traiterons pas dans ce livre les dépendances sans drogue. Pour mémoire, elles concernent : le jeu pathologique, la boulimie, la cyberdépendance, les paraphilies (exhibitionnisme, fétichisme, frotteurisme, pédophilie, masochisme sexuel, transvestisme, voyeurisme), la sexualité compulsive, les bourreaux de travail (*work addict*), les tentatives de suicide répétées, les automutilations...
Certaines définitions se recoupent, mais la lecture de ces différentes définitions permet de mieux comprendre les concepts abordés. Nous utiliserons fréquemment les termes définis dans ce chapitre.

Addiction

Ce terme nous revient des États-Unis, c'est un mot anglais que l'on peut traduire par « dépendance ». « Addiction » recouvre un champ plus large que le terme de « toxicomanie ».
L'étymologie d'« addiction » vient du latin *ad-dicere*, qui évoque la relation de dépendance et de subordination entre maître et apprenti. Toujours en latin, on trouve ensuite le mot *addictio*, qui signifie « contrainte par corps », c'est-à-dire donner son corps en gage d'une dette.
Au Moyen Âge en France, être « addicté » était une condamnation d'un tribunal, obligeant un débiteur à rembourser son créancier par son travail.

Le mot *addict* anglais pourrait être traduit par le terme « accro ». C'est une relation de dépendance aliénante pour l'individu.
Les termes d'« addiction », de « pharmacodépendance », de « toxicomanie », d'« assuétude » désignent avec quelques différences la même relation de dépendance.

Définition des addictions selon Aviel Goodman

C'est le docteur Goodman qui a défini la notion d'addiction, qui s'applique parfaitement aux addictions avec et sans drogues. C'est donc une notion plus large que celle de la toxicomanie. Elle permet de bien comprendre la notion de dépendance et ses conséquences sur la vie des usagers. Celle-ci fait en général référence aux addictions avec produits psychoactifs. On trouve les critères de Goodman dans la classification américaine du DSM-IV-TR (*Diagnostic and Statistical Manual of Mental Disorders*, publié par l'American Psychiatric Association ; traduit et paru chez Masson en 2003 sous le titre *Manuel diagnostique et statistique des troubles mentaux*) :

A) Impossibilité de résister aux impulsions à réaliser ce type de comportement ;
B) Sensation croissante de tension précédant immédiatement le début du comportement ;
C) Plaisir ou soulagement pendant sa durée ;
D) Sensation de perte de contrôle pendant le comportement ;
E) Présence d'au moins cinq des neuf critères suivants :

1. Préoccupation fréquente au sujet du comportement ou de sa préparation,
2. Intensité et durée des épisodes plus importantes que souhaité à l'origine,
3. Tentatives répétées pour réduire, contrôler ou abandonner le comportement,
4. Temps important consacré à préparer les épisodes, à les entreprendre, ou à s'en remettre,

5. Survenue fréquente des épisodes lorsque le sujet doit accomplir des obligations professionnelles, scolaires ou universitaires, familiales ou sociales,
6. Activités sociales, professionnelles ou récréatives majeures sacrifiées du fait du comportement,
7. Perpétuation du comportement bien que le sujet sache qu'il cause ou aggrave un problème persistant ou récurrent d'ordre social, financier, psychologique ou physique,
8. Tolérance marquée : besoin d'augmenter l'intensité ou la fréquence pour obtenir l'effet désiré, ou diminution de l'effet procuré par un comportement de même intensité,
9. Agitation ou irritabilité en cas d'impossibilité de s'adonner au comportement,

F) Certains éléments du syndrome ont duré plus d'un mois ou se sont répétés pendant une période plus longue.
(D'après Aviel Goodman, «Addiction: definition and implications», *British Journal of Addiction*, 1990, 85, 1403-1408.)

Drogue

Le terme de «drogue» a été défini par l'Académie de médecine, qui dans sa séance du 28 novembre 2006 a adopté le texte suivant :

Substance naturelle ou de synthèse dont les effets psychotropes suscitent des sensations apparentées au plaisir, incitant à un usage répétitif qui conduit à instaurer la permanence de cet effet et à prévenir les troubles psychiques (dépendance psychique), voire même physiques (dépendance physique), survenant à l'arrêt de cette consommation qui, de ce fait, s'est muée en besoin. À un certain degré de ce besoin correspond un asservissement (une addiction) à la substance; le drogué ou toxicomane concentre alors sur elle ses préoccupations, en négligeant les conséquences sanitaires et sociales de sa consommation compulsive. En aucun cas le mot drogue ne doit être utilisé au sens de médicament ou de substance pharmacologiquement active.

L'Observatoire français des drogues et des toxicomanies (OFDT) propose la définition suivante pour le terme « drogue » :

produit psychoactif naturel ou synthétique, utilisé par une personne en vue de modifier son état de conscience ou d'améliorer ses performances, ayant un potentiel d'usage nocif, d'abus ou de dépendance et dont l'usage peut être légal ou non.

Usage

C'est une consommation de substances psychoactives qui n'entraîne ni complications pour la santé, ni troubles du comportement ayant des effets nocifs sur les autres.
L'usage est souvent une consommation conviviale, faite pour s'amuser, se détendre, passer un bon moment avec les autres ou satisfaire sa curiosité. Le plus souvent l'usage ne conduit pas à une consommation pathologique. Cette consommation peut varier dans son intensité et peut être qualifiée d'expérimentale, d'occasionnelle ou de régulière.

Usages à risques

Consommations dans lesquelles il n'y a pas de dépendance, mais une utilisation dangereuse d'une substance psychoactive. Nous pouvons distinguer deux catégories :
a) Le risque situationnel : c'est la consommation de produits pouvant altérer les réflexes ou modifier le comportement lors de tâches particulières (par exemple : lors de la conduite d'engins motorisés, dans certaines tâches professionnelles), ou pouvant augmenter l'agressivité du sujet ou les prises de risques (cela concerne aussi les consommations de produits chez la femme enceinte) ; ou c'est la prise de substance psychoactive chez un patient sous médicaments psychotropes ; ou encore la consommation de produits chez le jeune adolescent voire chez l'enfant ;

b) Le risque quantitatif : recherche d'ivresse rapide, consommation excessive de psychotropes, d'alcool, de substances psychoactives...

Abus ou usage nocif

(Du latin *abusus*, « usage mauvais et exagéré ».)
L'abus est défini comme un usage excessif ou suffisamment important des drogues pour affecter la santé d'une personne, ses relations avec sa famille et ses amis, son travail et ses finances.
Selon le DSM-IV-TR :
A) Mode d'utilisation inadéquat d'une substance conduisant à une altération du fonctionnement ou à une souffrance cliniquement significative, caractérisée par la présence d'au moins une des manifestations suivantes au cours d'une période de douze mois :

- a) Utilisation répétée d'une substance conduisant à l'incapacité de remplir des obligations majeures, au travail, à l'école ou à la maison (par exemple, absences répétées ou mauvaises performances au travail du fait de l'utilisation de la substance, absences, exclusions temporaires ou définitives de l'école, négligence des enfants ou des tâches ménagères),
- b) Utilisation répétée d'une substance dans des situations où cela peut être physiquement dangereux (par exemple, lors de la conduite d'une voiture ou en faisant fonctionner une machine alors qu'on est sous l'influence d'une substance),
- c) Problèmes judiciaires répétés liés à l'utilisation d'une substance (par exemple, arrestations pour comportement anormal en rapport avec l'utilisation de la substance),
- d) Utilisation de la substance malgré des problèmes interpersonnels ou sociaux, persistants ou récurrents, causés ou exacerbés par les effets de la substance (par exemple, disputes avec le conjoint à propos des conséquences de l'intoxication, bagarres),

B) Les symptômes n'ont jamais atteint, pour cette classe de substance, les critères de la dépendance à une substance.

Dépendance

Elle peut s'installer de manière brutale ou progressive selon les produits utilisés et l'état physique et psychique du consommateur.
La dépendance est installée quand un usager ne peut plus se passer de consommer, sous peine de souffrances physiques et psychiques.
On distingue la dépendance physique et la dépendance psychique.
La *dépendance psychique* se caractérise par des symptômes généraux : l'impossibilité de résister au besoin de consommation, l'anxiété avant la consommation, la perte de contrôle de soi pendant la consommation, le soulagement ressenti après la consommation. La privation du produit entraîne une sensation de malaise, d'angoisse voire de dépression.
La dépendance psychique est complexe : l'usager est aussi dépendant des habitudes, d'une gestuelle, des situations. Il y a aussi des réflexes conditionnés qui peuvent entraîner un désir irrépressible de consommer : c'est le fumeur de tabac qui allume une cigarette après un repas, c'est le cocaïnomane qui voit du sucre glace sur une pâtisserie, le consommateur de calmants qui passe devant une pharmacie, l'héroïnomane qui traverse le quartier d'un dealer. La rencontre d'un ami ou d'une connaissance avec laquelle on a fumé du cannabis agit de même...
Cette distinction dépendance psychique - dépendance physique doit cependant être nuancée : la dépendance psychique est en partie due à un dysfonctionnement des métabolismes cérébraux, dysfonctionnement causé par la drogue utilisée. Ce dysfonctionnement des métabolismes est bien un phénomène physique, même si son expression est psychique.
Certains produits entraînent une *dépendance physique* (comme l'héroïne) : en l'absence du produit, l'organisme est en manque et réclame le produit : il survient alors un syndrome de sevrage ou de manque.
Lors d'un sevrage aux opiacés, la dépendance physique est supprimée en deux à trois semaines, la dépendance psychique peut demander de très nombreuses années pour disparaître, parfois dix ans.

C'est en raison des dépendances physiques et psychiques que, associé au traitement médical, l'accompagnement psychologique est toujours nécessaire. Un travail psychothérapique est nécessaire pour sortir d'une dépendance. Il est toujours proposé dans les centres spécialisés. Mais les usagers pensent souvent ne pas avoir besoin de thérapie et renâclent à ce type de soins. S'interroger sur soi, sur son histoire personnelle, sur le pourquoi de sa dépendance, reste fondamental pour sortir d'une pharmacodépendance.
Pour comprendre la notion de dépendance, la lecture des critères du DSM-IV-TR et de la classification internationale des maladies est essentielle (CIM 10).

Dépendance à une substance selon le DSM-IV

Les critères de dépendance à une substance selon le DSM-IV correspondent à un mode d'utilisation inadapté d'une substance conduisant à une altération du fonctionnement ou une souffrance, cliniquement significative, caractérisé par la présence de trois (ou plus) des manifestations suivantes, à un moment quelconque d'une période continue de douze mois :
a) La tolérance : elle est définie par l'un des symptômes suivants : besoin de quantités notablement plus fortes de la substance pour obtenir une intoxication ou l'effet désiré. Effet notablement diminué en cas d'utilisation continue d'une même quantité de la substance ;
b) Le sevrage est caractérisé par l'une ou l'autre des manifestations suivantes : syndrome de sevrage caractéristique de la substance (cela varie selon les substances) :

- la même substance (ou une substance très proche) est prise pour soulager ou éviter les symptômes de sevrage,
- la substance est souvent prise en quantité plus importante ou pendant une période plus prolongée que prévu,
- il y a un désir persistant, ou des efforts infructueux, pour diminuer ou contrôler l'utilisation de la substance ;

c) Beaucoup de temps est passé à des activités nécessaires pour obtenir la substance (par exemple, consultation de nombreux médecins ou déplacement sur de longues distances), à utiliser le produit (par exemple, fumer sans discontinuer), ou à récupérer de ses effets ;

d) Des activités sociales, professionnelles ou de loisirs importantes sont abandonnées ou réduites à cause de l'utilisation de la substance ;
e) L'utilisation de la substance est poursuivie bien que la personne sache avoir un problème psychologique ou physique persistant ou récurrent susceptible d'avoir été causé ou exacerbé par la substance (par exemple, poursuite de la prise de cocaïne bien que la personne admette une dépression liée à la cocaïne...).

Dépendance selon la classification internationale des maladies (CIM 10)

Pour un diagnostic de certitude, au moins trois des manifestations suivantes doivent habituellement avoir été présentes en même temps au cours de la dernière année :
– désir puissant ou compulsif d'utiliser une substance psychoactive ;
– difficultés à contrôler l'utilisation de la substance (début ou interruption de la consommation ou niveaux d'utilisation) ;
– syndrome de sevrage physiologique quand le sujet diminue ou arrête la consommation d'une substance psychoactive, comme en témoignent la survenue d'un syndrome de sevrage caractéristique de la substance ou l'utilisation de la même substance (ou d'une substance apparentée) pour soulager ou éviter les symptômes de sevrage ;
– mise en évidence d'une tolérance aux effets de la substance psychoactive : le sujet a besoin d'une quantité plus importante de la substance pour obtenir l'effet désiré (certains sujets dépendants de l'alcool ou des opiacés peuvent consommer des doses quotidiennes qui seraient létales ou incapacitantes chez les sujets non dépendants) ;
– abandon progressif d'autres sources de plaisir et d'intérêt au profit de l'utilisation de la substance psychoactive, et augmentation du temps passé à se procurer la substance, à la consommer, ou à récupérer de ses effets ;
– poursuite de la consommation de la substance malgré la survenue de conséquences manifestement nocives (par exemple, atteinte hépatique due à des excès alcooliques, épisode dépressif après une période de consommation importante ou altération du fonctionnement cognitif liée à la consommation d'une substance). On doit s'efforcer de préciser si le sujet était au courant, ou s'il aurait dû être au courant, de la nature et de la gravité des conséquences nocives.

Repères épidémiologiques

Adolescence

Les chiffres présentés ici sont tirés du rapport *Drogues à l'adolescence en 2005*, résultats de la cinquième enquête nationale ESCAPAD. C'est l'OFDT qui a effectué et publié cette enquête.

Pour le cannabis

– 50% des jeunes de 17 ans ont fumé au moins une fois du cannabis dans leur vie ; 53,1 % d'usage régulier ; il y a 2,4 fois plus de garçons que de filles.
– 5,2% des jeunes fument quotidiennement.
– Quatre sur dix en ont fumé au cours des douze derniers mois.
– Trois usagers réguliers de cannabis sur dix déclarent avoir fumé cinq joints ou plus lors de leur dernière consommation.
– La date de début de l'expérimentation est en moyenne au début de la quinzième année.
– 56,2% des jeunes expérimentateurs étaient issus de milieu favorisé, 43,1 % étaient issus de milieu défavorisé.
– L'usage régulier est plus fréquemment rencontré chez des élèves dont le parcours scolaire est ponctué de redoublements.
– Ainsi que chez les élèves qui sont dans une filière professionnelle ou qui sont sortis du système scolaire.
– Depuis les années 1990, dans l'ensemble de la population, la consommation de cannabis n'a cessé de croître.

Pour l'alcool

– L'expérimentation de l'alcool est déclarée par neuf jeunes sur dix.
– La date de début de l'expérimentation se situe en moyenne au début de la quinzième année.

– L'usage régulier concerne 12% des jeunes.
– L'usage quotidien concerne 1% des jeunes.
– Près de six jeunes sur dix déclarent avoir déjà été ivres au cours de leur vie.
– Les garçons sont plus concernés que les filles.
– Depuis 2003, le nombre d'ivresses augmente.
– Les boissons les plus fréquemment rencontrées sont : les alcools forts, la bière, les premix, le vin et le champagne.
– La désunion parentale est associée à des consommations plus fréquentes.
– C'est au sein des familles favorisées que les consommateurs sont les plus nombreux.
– La conduite d'un deux-roues, après consommation d'alcool, est fréquente.

Pour les drogues

En dehors du cannabis, les drogues les plus souvent consommées sont :
– les poppers : 5,5%;
– les champignons hallucinogènes, solvants, ecstasy : 3,5%;
– la cocaïne et les amphétamines : 2,5%;
– le LSD : 1,1%;
– le crack et l'héroïne : 0,7%;
– le GHB, la kétamine, le Subutex® : 0,5%.
12,5% des jeunes disent avoir consommé dans leur vie un de ces produits.

Pour les psychotropes

– 20% des jeunes disent avoir eu recours à des psychotropes pour dormir.
– Les anxiolytiques sont plus souvent consommés par les filles.
Parmi les psychotropes utilisés :
  – anxiolytiques : 30%;
  – hypnotiques : 13%;
  – antidépresseurs : 7%;
  – neuroleptiques : 2%;

– les autres produits cités par les jeunes pour dormir sont la phytothérapie (32 %) et l'homéopathie (5 %).

Ensemble de la population

L'OFDT a aussi publié en décembre 2007 des chiffres concernant l'ensemble de la population française en 2005 :

	Cannabis	Cocaïne	Ecstasy	Héroïne	Alcool	Tabac
Expérimentateurs	12,4M	1,1M	900000	360000	42,5M	34,8M
Usagers dans l'année	3,9M	250000	200000	nd	39,4M	14,9M
Usagers réguliers	1,2M	nd	nd	nd	9,7M	11,8M
Usagers quotidiens	550000	nd	nd	nd	6,4M	11,8M

nd = non disponible.

Pour le cannabis

– Usagers réguliers : 2,3 % des adultes de 18 à 75 ans, et 10,8 % des jeunes de 17 ans.
– 35000 consommateurs accueillis dans les centres spécialisés.
– 200000 usagers font de l'autoculture.
– 84000 interpellations pour usage.
– 72000 tonnes de cannabis saisies (on considère que cela correspond à 20 % des quantités circulant).
– 4 euros pour un gramme de résine, 5,4 euros pour un gramme d'herbe.

Pour les opiacés, cocaïne et autres drogues illicites

– 1 % des 15-39 ans ont consommé de la cocaïne ; 0,2 %, de l'héroïne ; 0,9 %, de l'ecstasy.
– 180000 usagers présentent des difficultés au plan sanitaire, social ou judiciaire.
– 45000 à 50000 consommateurs sont vus dans l'année par les centres spécialisés.

– 171 décès par surdose en 2005, par substances illicites (souvent il s'agit d'association de produits).
– 69 décès par sida d'usagers injecteurs de drogues par intraveineuse.
– Prévalence du VIH : 10,8 %; prévalence du virus de l'hépatite C : 59,9%, chez les usagers de drogues.
– 29% des usagers d'héroïne ou de cocaïne vus dans les centres spécialisés ont déjà été hospitalisés pour un problème psychiatrique.

En 2006 :
– 1 000 kg d'héroïne saisie, 10 000 kg de cocaïne saisie, 1,5 million de pilules d'ecstasy saisies;
– 60 euros le gramme de cocaïne, 40 euros le gramme d'héroïne brune, 5 euros le comprimé d'ecstasy.

Pour le tabac

– 3,3 cigarettes vendues par jour et par personne de plus de 15 ans.
– 26,5% des adultes de 18 à 75 ans et 33% des adolescents de 17 ans sont des fumeurs quotidiens.
– 1,7 million de fumeurs ont recours à des médicaments d'aide à l'arrêt.
– 60 000 morts par an sont attribuables au tabac.

L'argent de la drogue

Il est toujours difficile de trouver des sources fiables sur ce type de données. Les chiffres présentés ici proviennent du rapport mondial sur les drogues publié en juin 2008 par l'ONUDC (Office des Nations unies pour la lutte contre la drogue et le crime).
Selon l'ONUDC, le trafic de drogue génère un bénéfice de 320 milliards de dollars.
C'est le deuxième chiffre d'affaires mondial après celui des armes : le trafic de drogue génère un chiffre d'affaires équivalent à celui du commerce des produits pétroliers.

Il y a 200 millions de consommateurs de produits stupéfiants dans le monde, soit 5% de la population de la planète. Il s'agit de personnes dépendantes, donc de consommateurs captifs qui vont rapporter aux trafiquants des sommes considérables. Ce sont surtout les gros trafiquants qui profiteront de cette manne. Le petit dealer de quartier prendra beaucoup de risques, mais finalement gagnera peu d'argent. Parfois son trafic ne lui permet que de payer sa propre consommation.
Sur les 200 millions, 160 consomment du cannabis, 26 des amphétamines, 13 de la cocaïne, 10 de l'héroïne et 7 de l'ecstasy.

Le kilo d'opium est payé 40 dollars au paysan afghan ; il rapportera 60000 dollars à la revente.
Depuis la chute des talibans, la production d'opium a considérablement augmenté en Afghanistan. Ce pays produit 82% de l'opium mondial, le Myanmar (Birmanie) 10%.
La culture de l'opium représente 235000 hectares dans le monde.
La Turquie, la Thaïlande ont été les premiers pays à éliminer la culture de l'opium, suivis par le Laos. Ils ont trouvé d'autres moyens de subsistance aux populations, avec la collaboration de l'ONU.

En 2007, la culture du cocaïer se concentre en Amérique du Sud : la Bolivie en totalisait 28 900 hectares, le Pérou 53 700 hectares et la Colombie 99 000 hectares. Ils produisirent 994 tonnes de cocaïne cette année.
En 2000, un kilo de feuilles de cocaïer était payé 300 dollars au fermier et rapportait à la revente aux États-Unis 150 000 dollars.
La culture du cannabis représente 41 400 tonnes par an. Les territoires de production sont les Amériques, l'Afrique et l'Afghanistan, mais aussi l'Asie et l'Europe.
80 % du cannabis consommé en France vient du Maroc. On retrouve aussi du haschisch venant d'Afghanistan et du Pakistan.
Le rapport 2007 de l'OFDT par Christian Ben Lakhdar sur le trafic de cannabis en France nous apporte des chiffres intéressants : la revente du cannabis en France représenterait entre 746 et 832 millions d'euros annuels, soit entre 186 et 208 tonnes de cannabis vendues.

La production de stimulants de type amphétamines est de 494 tonnes en 2007. La production de méthamphétamines représentait, en 2006, 68 % du groupe des amphétamines. Elle est fabriquée en Asie de l'Est et du Sud-Est, en Amérique du Nord et en Océanie.

Prix moyen des drogues à Paris en 2006 (enquête de l'OFDT, *Toxicomanie et usages de drogues à Paris : état des lieux et évolutions en 2006*) :
– la barrette de haschisch, en moyenne 20 euros pour 4 à 5 grammes ;
– l'héroïne brune, 40 à 50 euros le gramme ;
– l'héroïne blanche, plus rare à Paris, 80 euros le gramme ;
– la cocaïne de qualité moyenne, 30 euros le gramme (il y a cinq ans, elle était à 100 euros le gramme) ;
– la cocaïne de bonne qualité, 70 euros le gramme ;
– la galette de crack, de 30 à 50 euros suivant la taille ;
– l'ecstasy, 5 euros le comprimé ;
– les amphétamines, 20 euros le gramme ;
– le LSD, 10 euros la dose ;
– une gélule de Skénan® de 100 mg, 3 euros ;
– un comprimé de Subutex®, 5 euros ;
– un flacon de 60 mg de méthadone, 5 à 10 euros.

Rappel de la loi

Une partie de ce chapitre vient du site Internet www.caat.online.fr, de Jean-Paul Carcel.

Le contexte international

Les classifications du droit international reposent sur une distinction fondamentale entre les stupéfiants soumis à la Convention unique de 1961 et les psychotropes soumis à la Convention de Vienne de 1971.
La Convention unique rassemble en un seul corps les règles du droit international applicables aux stupéfiants. Il faut remarquer que la convention ne donne pas de définition du terme « stupéfiants », mais renvoie à la liste des substances classées comme tels. Si bien que « est un stupéfiant toute substance naturelle ou synthétique figurant sur la liste des stupéfiants ».
Pour en savoir plus, il faut se reporter aux listes des substances classées, qui se répartissent en quatre tableaux ainsi composés :

- Le tableau I : il comprend les opiacés naturels (opium) et semi-synthétiques (morphine, héroïne), les dérivés de la coca (cocaïne) et du cannabis (haschisch) ainsi que de nombreuses substances synthétiques.
- Le tableau II : il regroupe les substances utilisées à des fins médicales et exigeant un contrôle moins strict en raison du moindre risque d'abus (exemple : la codéine).
- Le tableau III : c'est le tableau des exonérations. Il comprend des préparations pharmaceutiques faites à partir du tableau II en concentrations faibles.

• Le tableau IV : il contient quelques drogues du tableau I considérées comme les plus dangereuses et ayant une valeur thérapeutique très limitée. On y trouve notamment l'héroïne et le cannabis.

La Convention unique repose sur un principe simple : seule l'utilisation à des fins médicales ou scientifiques de ces produits est licite, tout usage à des fins récréatives est prohibé.

La Convention de Vienne classe, elle, les produits « psychotropes ». Elle a le mérite de donner des critères de classement mais ne propose aucune définition du terme. Est donc psychotrope un produit appartenant à la liste des psychotropes. La liste se compose également de quatre tableaux :

• Le tableau I : il comprend les drogues dangereuses créant un risque sérieux pour la santé publique et d'une valeur thérapeutique douteuse ou nulle. On y trouve des hallucinogènes naturels (mescaline, psilocybine), synthétiques (LSD 25, DMT) et le tétra-hydrocannabinol (THC).
• Le tableau II : il réunit des stimulants du type amphétaminique d'utilité thérapeutique limitée et certains analgésiques comme la phencyclidine.
• Le tableau III : il comprend les produits barbituriques à action rapide et moyenne qui ont fait l'objet d'abus sérieux, bien qu'ils soient utiles en thérapeutique.
• Le tableau IV : il regroupe des hypnotiques, des tranquillisants (benzodiazépines) et des analgésiques qui engendrent une dépendance appréciable, mais largement utilisés en thérapeutique.

Cette classification reprend la distinction entre usage licite et illicite : seul l'usage à des fins médicales ou scientifiques est admis, tout autre usage est interdit. La majorité des produits (à l'exception du LSD, de la mescaline et de la psilocybine) provenant de l'industrie pharmaceutique, c'est en pratique l'usage détourné de ces substances qui est prohibé et non leur utilisation normale.
La France ayant ratifié ces deux conventions, les classifications du droit interne reproduisent en partie celles du droit international. Les substances stupéfiantes sont les héritières des stupéfiants de l'ancien

tableau B : c'est la catégorie centrale du droit de la drogue. Elle comprend, outre les stupéfiants des tableaux I, II et IV de la Convention unique, les psychotropes des tableaux I (hallucinogènes) et II (amphétamines) de la Convention de Vienne, auxquels ils faut ajouter un barbiturique du tableau III ainsi que de nombreuses autres plantes ou substances non soumises au contrôle international.
C'est dans cette catégorie que nous retrouvons les principales substances utilisées telles que l'héroïne, la cocaïne, l'ecstasy ou le cannabis... Classés juridiquement comme « stupéfiants », ces produits sont ceux auxquels on fait communément référence quand on évoque les « drogues ».

Le contexte français

La loi du 31 décembre 1970

Elle constitue le cadre légal dans lequel s'inscrit la politique française de lutte contre les drogues. Cette loi, « relative aux mesures sanitaires de lutte contre la toxicomanie et à la répression du trafic et de l'usage illicite des substances vénéneuses », réprime l'usage et le trafic de stupéfiants, en distinguant clairement ces deux aspects.
En France, la loi sur les stupéfiants repose sur quatre axes :
- pénalisation de l'usage ;
- alternative de soins à la sanction de l'usage, appelée « injonction thérapeutique » ;
- répression sévère du trafic et de ses profits ;
- interdiction de la publicité pour l'usage et le trafic des stupéfiants, assimilée à une provocation.

La loi française distingue donc clairement l'usager, considéré plus comme un malade que comme un délinquant, qui relève du Code de la santé publique, et le « dealer », qui vend de la drogue en plus de sa consommation éventuelle, qui est considéré comme trafiquant et qui relève du Code pénal.
La loi ne fait aucune différence entre les divers produits stupéfiants et s'applique de la même manière à chacun d'eux. Au regard de la loi, il n'y a pas de différence entre un usage de cannabis et un usage d'héroïne. Il en est de même pour le trafic.

La loi est intégrée dans plusieurs codes :
– dans le Code de l'éducation : la prévention en milieu scolaire ;
– dans le Code de la santé publique : l'usage, ainsi que la présentation favorables des stupéfiants, de même que l'alternative de soins et l'organisation des soins ;
– dans le Code pénal et le Code des douanes : le trafic de produits stupéfiants ;
– dans le Code de procédure pénale : la procédure d'intervention des services de police ;
– dans le Code de la route : la conduite de véhicule à moteur sous effet de stupéfiants.
Toutes les décisions et les actions de l'État concernant les drogues et la toxicomanie sont coordonnées par la Mission interministérielle de lutte contre les drogues et les toxicomanies (MILDT).

Pénalisation de l'usage

La loi a introduit l'article L. 628 du Code de la santé publique, réprimant l'usage des substances classées comme stupéfiants, passible de deux mois à un an d'emprisonnement, et de 3750 euros d'amende. Rappelons que le cannabis est juridiquement classé comme stupéfiant.

Alternative de soins à la sanction de l'usage appelée « injonction thérapeutique »

Néanmoins, l'article L. 628-1 du Code de la santé publique prévoit une procédure d'injonction thérapeutique : le procureur peut décider de ne pas poursuivre un usager simple de drogues si celui-ci accepte de se faire soigner. Pour les personnes qui suivent jusqu'à son terme le traitement médical prescrit, l'action publique ne sera pas exercée. Cette loi est donc fortement incitative et s'adressait à l'origine aux héroïnomanes dépendants, avec pour objectif de parvenir au sevrage. Cette procédure peut être utilisée plusieurs fois, en cas de réitération de la consommation.

Répression sévère du trafic et de ses profits

Au titre de crimes :
– la direction ou l'organisation d'un groupement ayant pour objet la production, la fabrication, l'importation, l'exportation, le transport,

la détention, l'offre, la cession, l'acquisition ou l'emploi illicites de stupéfiants est punie de la réclusion criminelle à perpétuité et de 7 500 000 euros d'amende. Ceci vise les responsables d'organisations structurées de type mafieux ;
– la production ou la fabrication est punie de vingt ans de réclusion criminelle et de 7 500 000 euros d'amende ;
– l'importation ou l'exportation en bande organisée est punie de trente ans de réclusion criminelle et de 7 500 000 euros d'amende ;
– le blanchiment de nature criminelle, c'est-à-dire portant sur des biens ou des fonds provenant de l'un de ces crimes, pour autant que son auteur en ait eu connaissance, est puni des peines prévues pour ces infractions.

Au titre de délits :
– l'importation ou l'exportation est punie de dix ans d'emprisonnement et de 7 500 000 euros d'amende ;
– le transport, la détention, l'offre, la cession, l'acquisition et l'emploi de stupéfiants sont sanctionnés de dix ans d'emprisonnement et de 7 500 000 euros d'amende. Ces diverses incriminations se trouvent souvent imbriquées, selon le degré de gravité des faits reprochés ;
– la facilitation de l'usage est punie de dix ans d'emprisonnement et de 7 500 000 euros d'amende. La réalisation de cette infraction suppose l'accomplissement d'un acte positif et non une simple abstention. Sa mise en œuvre semble avoir connu de nouveaux développements, puisqu'elle a notamment été appliquée à des propriétaires d'établissements de nuit parisiens ;
– les infractions relatives aux ordonnances fictives ou de complaisance visent d'une part l'usager et d'autre part le pharmacien. Elles sont punies de dix ans d'emprisonnement et de 7 500 000 euros d'amende ;
– le blanchiment de nature délictuelle a été renforcé par la loi n° 96-392 du 13 mai 1996 et vise désormais le fait de faciliter par tout moyen la justification mensongère de l'origine des biens et des revenus de l'une des infractions mentionnées aux articles 222-34 à 222-37 du Code pénal ainsi que le fait d'apporter son concours à une opération de placement, de dissimulation ou de conversion du produit de ces mêmes infractions ;

– la cession ou l'offre à une personne en vue de sa consommation personnelle est punie de cinq ans d'emprisonnement et de 75 000 euros d'amende. Deux circonstances aggravantes sont prévues lorsque les faits sont commis soit auprès de mineurs, soit dans des centres d'enseignement ou d'éducation ou dans les locaux de l'Administration. Les peines encourues (dix ans d'emprisonnement) faisaient jusqu'à l'adoption récente de la loi d'orientation et de programmation pour la justice du 9 septembre 2002, dite loi Perben I, obstacle à l'utilisation de la procédure de comparution immédiate ;
– le fait de ne pas pouvoir justifier de ressources correspondant à son train de vie, tout en étant en relations habituelles avec une ou plusieurs personnes se livrant à l'une des activités réprimées par la section relative au trafic de stupéfiants ou avec une ou plusieurs personnes se livrant à l'usage de stupéfiants, est puni de cinq ans d'emprisonnement et de 75 000 euros d'amende. Le fait que ces personnes soient mineures constitue une circonstance aggravante.
Cette dernière infraction, couramment appelée « proxénétisme de la drogue », a été introduite dans le Code pénal par la loi du 13 mai 1996. Elle repose sur un renversement de la charge de la preuve.

Outre ces infractions prévues par le Code pénal, il existe un certain nombre d'infractions douanières.

Des peines complémentaires diversifiées peuvent en outre être prononcées :
– l'interdiction d'exercer l'activité professionnelle ou sociale dans le cadre de laquelle l'infraction a été commise ;
– la suspension ou l'annulation du permis de conduire ;
– la privation des droits civiques, civils et familiaux ;
– l'interdiction d'exercer une fonction publique ;
– la confiscation de véhicule ;
– la confiscation de la chose ayant servi ou destinée à commettre l'infraction, ou en étant le produit.
En outre, il peut être prononcé une peine d'interdiction du territoire français à l'encontre de tout étranger coupable de l'une des infractions prévues aux articles 222-34 à 222-39.
Sont également prévues des peines obligatoires de confiscation des installations, matériels et de tout bien ayant servi, directement ou

indirectement, à la commission de l'infraction, ainsi que de tout produit provenant de celle-ci, à quelque personne qu'ils appartiennent et en quelque lieu qu'ils se trouvent, dès lors que leur propriétaire ne pouvait en ignorer l'origine ou l'utilisation frauduleuse.
Peuvent également être prononcés le retrait définitif de la licence de débit de boissons ou de restaurant ainsi que la fermeture, à titre définitif ou pour une durée de cinq ans au plus, de tout établissement ouvert au public dans lequel ont été commises par l'exploitant ou avec la complicité de celui-ci certaines infractions.
La loi du 9 août 2004 inscrit la politique de réduction des risques dans la politique de santé publique.

La circulaire du 8 avril 2005

Si la loi concernant l'usager n'a pas changé, sa mise en œuvre, telle qu'elle s'exprime dans les circulaires et autres textes d'application des ministères de la Justice et de la Santé, a beaucoup évolué et s'est adaptée au contexte actuel de consommations.
Diffusée le 8 avril 2005 par le ministre de la Justice, la circulaire relative à la lutte contre les toxicomanies et les dépendances déclare que « l'esprit de la politique choisie par le gouvernement en matière de répression de la consommation de drogues est d'afficher un discours de fermeté mais de privilégier les réponses sanitaires ».
Le ministre de la Justice préconise une réponse pénale systématique à l'égard de tout acte d'usage de stupéfiants afin de ne pas « banaliser l'acte de consommation » mais le texte recommande toutefois aux parquets d'orienter prioritairement les personnes interpellées vers les structures de soins. Les poursuites devant le tribunal correctionnel et les incarcérations devront ainsi demeurer exceptionnelles.
Cette circulaire préconise donc une réponse pénale graduée en fonction de la consommation des usagers :
– classement sans suite avec rappel à la loi pour les majeurs sans antécédents judiciaires et détenant de « très faibles quantités de stupéfiants » ;
– classement avec une orientation sanitaire ou sociale pour les « consommateurs occasionnels ou réguliers » de cannabis ;
– l'injonction thérapeutique, « qui implique un suivi médical strict, vise les usagers de drogues dures ou polytoxicomanes » ;

– les poursuites devant le tribunal correctionnel sont réservées «aux récidivistes ainsi qu'aux usagers refusant de se soumettre aux alternatives».

Protection des mineurs

1) Cession pour usage personnel à un mineur ou dans un établissement d'enseignement ou d'éducation ou dans un local administratif :
– 10 ans d'emprisonnement et 75 000 euros d'amende.

2) Provocation de mineur au trafic de stupéfiants :
– 7 ans d'emprisonnement et 150 000 euros d'amende.

Si le mineur a moins de 15 ans ou si les faits sont commis dans un établissement scolaire ou éducatif, aux abords de ces établissements ou à l'occasion de la rentrée ou de la sortie des élèves :
– 10 ans d'emprisonnement et 300 000 euros d'amende.

3) Provocation de mineur à l'usage de stupéfiants :
– 5 ans d'emprisonnement et 100 000 euros d'amende.

Si le mineur a moins de 15 ans ou si les faits sont commis dans ou aux abords d'établissements scolaire ou éducatif :
– 7 ans d'emprisonnement et 150 000 euros d'amende.

La loi sur la prévention de la délinquance du 5 mars 2007 et son décret d'application 2007-1388 du 26 septembre 2007

Cette loi comporte un volet concernant la toxicomanie, elle élargit le panel des sanctions pénales en matière d'usage ou d'incitation à l'usage de produits stupéfiants. Elle vise à redonner force à l'interdit social par des sanctions plus crédibles et des réponses mieux adaptées :
– elle développe les injonctions thérapeutiques à tous les stades de la procédure pénale en les articulant avec la création de médecins relais ;
– elle instaure un dispositif de médecins relais destiné à servir d'interface entre les professionnels de santé et l'autorité judiciaire et étend

le bénéfice de ce dispositif aux personnes abusant manifestement de l'alcool ;
– elle aggrave les peines pour les infractions à l'égard des mineurs ou dans les écoles, la consommation d'un dépositaire de l'ordre public ou agent de transport dans l'exercice de ses fonctions, les violences commises sous l'emprise de stupéfiants ou d'alcool.

Elle prévoit également la possibilité pour le procureur d'ordonner en cas d'infraction d'usage un « stage de sensibilisation ». Ce stage de sensibilisation aux dangers de l'usage du cannabis et d'autres drogues illicites a pour objet de faire prendre conscience au condamné des conséquences dommageables pour la santé humaine et pour la société de l'usage de tels produits.
La loi étend au délit d'usage simple de stupéfiants le recours à la procédure simplifiée de l'ordonnance pénale. Celle-ci n'était applicable, jusqu'à présent, qu'en matière de sécurité routière. Il s'agit d'une procédure rapide permettant de confier à un magistrat du siège, sur demande du parquet, le pouvoir de décider, sans débat contradictoire, de la sanction à appliquer à la personne mise en cause. Cette procédure permet d'éviter les délais très longs habituellement observés entre l'infraction et le jugement.

Cannabis et conduite automobile

Après inhalation de la fumée d'un joint, le THC passe rapidement dans le sang. Le pic plasmatique est obtenu en 7 à 8 minutes. En revanche, l'élimination dans les urines est très lente et peut durer plusieurs semaines. Le THC (voir page 79) se fixe dans les tissus graisseux et s'élimine lentement.

Une étude faite en 2004 et publiée par l'OFDT a montré que le cannabis était présent dans 7% des accidents mortels et dans 20% des accidents chez les jeunes.

Les conducteurs sous influence du cannabis sont 1,8 fois plus responsables d'accidents mortels que les autres conducteurs. L'association avec l'alcool augmente encore les risques.

Le dosage de cannabis est considéré comme positif à partir de 1 nanogramme par millilitre de sang.

Effets du cannabis sur la conduite automobile :

- mauvaises appréciations des distances et du temps;
- troubles de la concentration et de la coordination;
- euphorie, désinhibition, somnolence, torpeur;
- tremblements, temps de réaction plus élevé;
- erreurs de la vision des couleurs, vision floue, mydriase;
- perturbations de la vision avec temps de récupération plus long après éblouissement par des phares;
- allongement des temps de freinage, réflexes altérés;
- difficultés à réaliser des marches arrière;
- hallucinations et délires, si les taux de THC sont élevés.

La loi du 3 février 2003 ne fait pas de différence suivant les drogues consommées. Le cannabis est traité de la même manière que l'héroïne :

Art. L. 235-1. – I. – Toute personne qui conduit un véhicule ou qui accompagne un élève conducteur alors qu'il résulte d'une analyse sanguine qu'elle a fait usage de substances ou plantes classées comme stupéfiants est punie de deux ans d'emprisonnement et de 4500 euros d'amende.
Si la personne se trouvait également sous l'empire d'un état alcoolique caractérisé par une concentration d'alcool dans le sang ou dans l'air expiré égale ou supérieure aux taux fixés par les dispositions législatives ou réglementaires du présent code, les peines sont portées à trois ans d'emprisonnement et 9000 euros d'amende.
II. – Toute personne coupable des délits prévus par le présent article encourt également les peines complémentaires suivantes :
1) La suspension pour une durée de trois ans au plus du permis de conduire ; cette suspension ne peut plus être limitée à la conduite en dehors de l'activité professionnelle. Elle ne peut être assortie du sursis, même partiellement.
2) L'annulation du permis de conduire avec interdiction de solliciter la délivrance d'un nouveau permis pendant trois ans au plus.
3) La peine de travail d'intérêt général selon les modalités prévues à l'article 131-8 du Code pénal et selon les conditions prévues aux articles 131-22 à 131-24 du même code et à l'article 20-5 de l'ordonnance n° 45-174 du 2 février 1945 relative à l'enfance délinquante.
4) La peine de jours-amendes dans les conditions fixées aux articles 131-5 et 131-25 du Code pénal.
III. – L'immobilisation du véhicule peut être prescrite dans les conditions prévues aux articles L. 325-1 à L. 325-3.
IV. – Les délits prévus par le présent article donnent lieu de plein droit à la réduction de la moitié du nombre de points initial du permis de conduire.

Il est important pour tout conducteur de connaître les conséquences de la conduite sous l'empire de substances psychoactives ou plantes classées comme « stupéfiants » vis-à-vis de son assurance.
En cas de sinistre, la compagnie d'assurance peut évoquer une clause d'exclusion des garanties dommages au véhicule et à son conducteur. En d'autres termes, le conducteur ne sera pas assuré pour les dommages de son véhicule et ses blessures corporelles. Son assurance couvrira les dommages faits aux tiers.

Partie 2

Gros plan sur l'addiction

Les classifications

Plusieurs classifications se sont succédé dans l'histoire suivant les auteurs et l'évolution des connaissances.

Classification des modificateurs de l'activité psychique de Lewin (1925)

Il s'agit de la classification historique de Louis Lewin parue dans son livre *Phantastica*. Elle est aujourd'hui dépassée, mais il faut la replacer dans le contexte de l'époque. Lewin disait :

Je classe de la façon suivante les agents modificateurs des fonctions cérébrales usités dans la vie courante pour obtenir à volonté des effets agréables d'excitation ou de calme psychique.
Premier groupe : Euphorica *(calmants de l'activité psychique). Ces agents diminuent et éventuellement suspendent les fonctions d'émotivité et de perception au sens le plus vaste du mot, et à tous les degrés, tantôt avec conservation, tantôt avec réduction ou suppression de la conscience, et en mettant le sujet dans un état agréable de bien-être physique et psychique, avec libération des états affectifs. À cette série appartiennent l'opium avec ses composants (morphine, codéine, etc.) ainsi que la coca et la cocaïne.*
Deuxième groupe : Phantastica *(agents hallucinogènes). Cette série comprend un ensemble de substances d'origine végétale très différentes par leur composition chimique et auxquelles convient, au sens propre du mot, la dénomination de phantasme, ou agents d'illusions. Les représentants de cette série comme le peyotl (*Anhalonium williamsii*), le chanvre indien (*Cannabis indica*), les plantes à tropéziennes, donnent lieu à une excitation cérébrale évidente, qui*

se manifeste aussi sous la forme de déformation des sensations, d'hallucinations, d'illusions et de visions. Ces phénomènes peuvent être accompagnés ou suivis de troubles de la conscience ou d'autres symptômes de désadaptation des fonctions cérébrales.
Troisième groupe : Inebriantia *(substances enivrantes). Ce sont des corps accessibles aux moyens de la synthèse chimique (par exemple l'alcool, le chloroforme, l'éther, la benzine). Après une première phase d'excitation cérébrale, ils donnent lieu à une dépression de l'excitabilité qui peut aller éventuellement jusqu'à un état de suppression temporaire.*
Quatrième groupe : Hypnotica. *Agents du sommeil (tels que chloral, véronal, sulfonal, kawa-kawa, etc.).*
Cinquième groupe : Excitantia *(stimulants psychiques). Ce sont des substances d'origine végétale qui procurent, sans altération de la conscience, un état de stimulation cérébrale perçue subjectivement, avec manifestations plus ou moins marquées. À ce groupe appartiennent les plantes à caféine, le tabac, le bétel, etc.*

Classification de Delay et Deniker (1957)

Jean Delay, psychiatre, proposa une classification qui fut validée par le congrès mondial de psychiatrie en 1961. Pierre Deniker, assistant de Delay, y apporta par la suite de nombreux compléments.
Les « drogues psychotropes » sont distinguées selon leur activité sur le système nerveux central, comme suit :

- Les *sédatifs ou psycholeptiques* : hypnotiques (barbituriques), neuroleptiques, tranquillisants mineurs et sédatifs classiques (benzodiazépines), opiacés, GHB, méthaqualone, alcool.
- Les *excitants ou psychoanaleptiques*, stimulants de la vigilance : amphétamines, métamphétamine, Ritaline®, cocaïne, crack, éphédrine, autres stimulants (khat, cola), stimulants de l'humeur (antidépresseurs).
- Les *substances perturbant de façon diverse le psychisme ou psychodysleptiques* : hallucinogènes (mescaline, peyotl, kétamine, phen-

cyclidine, cannabinoïdes, solvants, champignons hallucinogènes et autres plantes hallucinogènes).

• Les *régulateurs du psychisme* (les sels de lithium).

Classification de Pelicier et Thuillier (1991)

Elle a été élaborée par Jean Thuillier, psychiatre et pharmacien, et Yves Pelicier, médecin et professeur d'université. Ils ont repris, modernisé et simplifié la classification de Jean Delay et Pierre Deniker.

Les produits sont classés en trois grandes catégories selon leurs effets sur le cerveau :

• Les *stimulants*, qui stimulent le fonctionnement du système nerveux : tabac, cocaïne, crack, médicaments stimulants (amphétamines et autres dopants), ecstasy, GHB. Ces produits favorisent temporairement un état d'éveil et d'excitation et réduisent la fatigue. Ils induisent un sentiment fallacieux d'assurance et de contrôle de soi. L'effet est généralement suivi d'un état d'épuisement et de dépression. Ils conduisent fréquemment à la dépendance psychique et peuvent induire, à forte dose, des conséquences graves : paranoïa, dépression importante, fatigue généralisée. Ils sont aussi la cause d'accidents par surestimation de ses capacités.

• Les *hallucinogènes* ou perturbateurs, qui perturbent le fonctionnement du système nerveux : cannabis et produits dérivés, produits volatils (colles et solvants, anesthésiques volatils), kétamine, LSD, champignons hallucinogènes, etc. Ces produits provoquent une perturbation de la perception de l'environnement et de la réalité : modifications de la perception du temps et de l'espace, sensibilité exacerbée aux couleurs et aux sons. À long terme, ils peuvent modifier durablement la personnalité du consommateur, qui ne peut plus composer avec les éléments de la réalité.

• Les *dépresseurs*, qui ralentissent le fonctionnement du système nerveux : alcool, médicaments tranquillisants et somnifères (barbituriques, benzodiazépines...), opiacés (héroïne, méthadone, codéine, morphine...). Ces produits entraînent une sensation de détente et de rêve ainsi qu'une perte d'inhibition. Ils conduisent fréquemment à la dépendance physique et peuvent induire, à forte dose, des conséquences graves (arrêt cardiaque ou respiratoire). Ils sont également la cause de multiples accidents par perte de vigilance et de contrôle de soi.

Classification internationale des maladies, 10e édition (CIM-10)

Les groupes F10 à F19 décrivent des dérangements psychiques et dérangements de comportement par des substances psychotropes, auquel cas le groupe de nombres caractérise le type de substance :
F10 : alcool ;
F11 : opioïdes ;
F12 : cannabinoïdes ;
F13 : sédatives ou hypnotiques ;
F14 : cocaïne ;
F15 : d'autres stimulants, y compris la caféine ;
F16 : hallucinogènes ;
F17 : tabac ;
F18 : solvants volatils ;
F19 : utilisation et consommation multiple d'autres substances psychotropes.

Dans le nombre suivant, séparé par un point, l'aspect clinique est codé :
0 : intoxication aiguë ;
1 : utilisation nuisible ;
2 : syndrome de dépendance ;
3 : syndrome de suspension ;
4 : syndrome de suspension avec des délires ;
5 : dérangement psychotique ;
6 : syndrome d'amnésie ;
7 : trouble résiduel ou psychotique de survenue tardive ;
8 : autres dérangements psychiques et de comportement ;
9 : dérangement psychique et de comportement pas désigné plus étroitement.

La neurobiologie de l'addiction

Le phénomène de la dépendance a été étudié par les neurobiologistes. Ils ont montré qu'une zone particulière du cerveau était stimulée par les drogues et provoquait l'augmentation de la production d'un neurotransmetteur : la dopamine. Il semble que cette élévation du taux de dopamine par certains neurones soit responsable de l'installation de la dépendance. Cette réponse cérébrale à la consommation de drogue se situe dans le système limbique et met en jeu le système de récompense.

Les cellules nerveuses ou neurones

Le cerveau est constitué de cellules appelées neurones, composées d'un corps cellulaire situé dans le cortex (substance grise) et qui se prolonge par un filament appelé axone, qui conduit l'influx nerveux. Le cortex est situé à la périphérie du cerveau et les axones se dirigent vers le centre du cerveau. Ils constituent la substance blanche. Les axones se divisent en de nombreuses petites branches nommées dendrites, qui permettent les interconnexions neuronales.

Le cerveau est constitué de cent milliards de cellules, appelées neurones. L'influx nerveux passe d'un neurone à l'autre par des synapses. La synapse est un espace libre microscopique, l'influx nerveux utilise des neuromédiateurs ou neurotransmetteurs (molécules chimiques) pour la traverser et se propager à l'autre neurone.

Connexion entre deux neurones
À l'intérieur du cerveau, les informations circulent sous forme d'activité électrique, appelée influx nerveux ; elles cheminent des dendrites au corps cellulaire, où elles sont traitées, puis du corps cellulaire à l'axone.
(Source : Inpes)

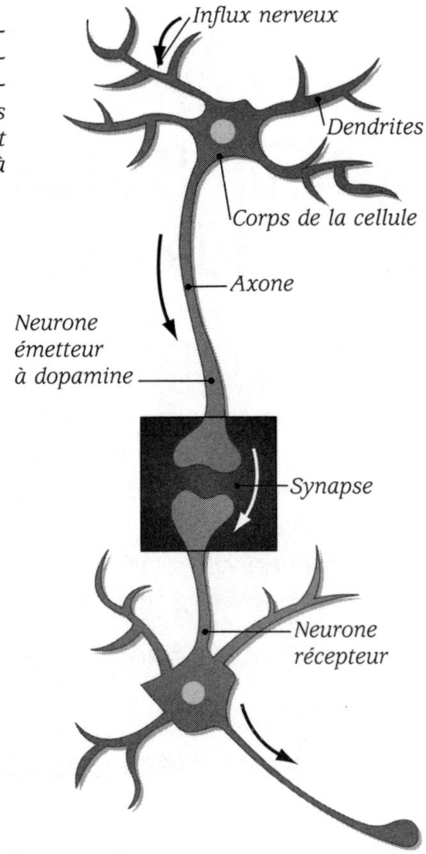

Certains neurotransmetteurs favorisent la propagation de l'influx nerveux. On dit alors qu'ils sont excitateurs. D'autres diminuent la propagation de l'influx nerveux. On parle alors de neurotransmetteurs inhibiteurs.
Nous connaissons un certain nombre de neurotransmetteurs, comme la noradrénaline, l'adrénaline, la sérotonine, l'acétylcholine, la dopamine.

Synapse
Pour passer d'un neurone à l'autre, l'influx nerveux se transforme en messages chimiques qui prennent la forme d'une substance sécrétée par le neurone, le neurotransmetteur (dopamine).
Le neurotransmetteur traverse l'espace situé entre deux neurones, la synapse.
(Source : Inpes)

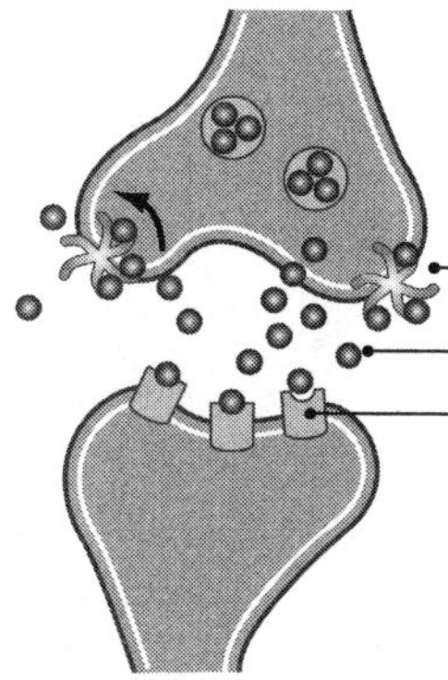

Le système limbique

Il est constitué de centres nerveux profonds, situés au centre du cerveau. Ils sont reliés entre eux ainsi qu'au cortex et à d'autres structures cérébrales.
Le système limbique est impliqué dans les émotions, les motivations, les apprentissages, la mémoire, l'olfaction, les fonctions vitales (boire, manger), les réactions de survie, la reproduction. Plus une action de l'individu aura provoqué une émotion ou une sensation, mieux elle sera mémorisée.
Mais ce n'est certainement pas le seul système responsable des émotions. L'usage de substances psychoactives va mettre en jeu le système limbique en provoquant des sensations, des émotions… et impliquer le circuit de la récompense.

Le circuit de la récompense, théorie classique

Il existe dans le cerveau des régions dont le rôle est de produire une sensation agréable ou une sensation de plaisir quand une fonction vitale est remplie. Ces régions situées au centre du cerveau sont connectées entre elles et forment ce que l'on appelle le « circuit de la récompense ».

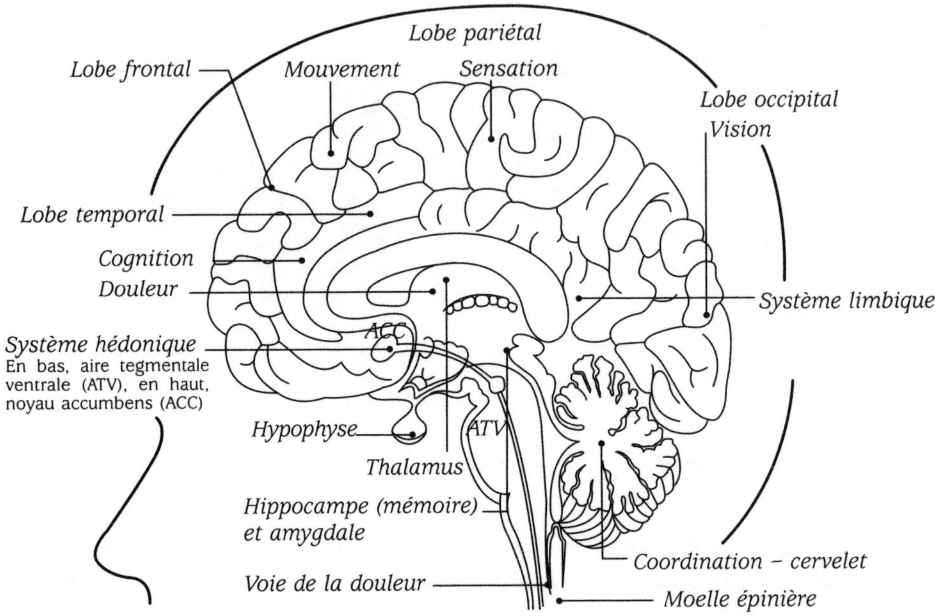

Régions cérébrales et circuits neuronaux ou voies nerveuses du cerveau humain

Le système limbique, ou cerveau des émotions : nos réactions cérébrales les plus primaires naissent dans le système limbique, ainsi que la plupart des désirs et besoins. Ce système est composé, entre autres, de l'hypothalamus, de l'hippocampe et de l'amygdale. Le système hédonique, qui fait également partie du système limbique, comprend l'aire tegmentale ventrale qui contient des neurones à dopamine et le noyau accumbens où ils se projettent.

(Source : Inpes)

L'information part du cortex cérébral, va dans l'aire tegmentale ventrale (ATV). Puis l'aire tegmentale ventrale transmet l'information dans une région appelée le noyau accumbens. C'est la dopamine qui va être libérée dans le système limbique et provoquer une sensation de plaisir. La dopamine est un neurotransmetteur inhibiteur qui est impliqué dans le contrôle du mouvement et de la posture. L'absence de dopamine dans les noyaux gris centraux est responsable de la maladie de Parkinson. L'excès de dopamine dans certaines régions du cerveau est responsable de certains symptômes de la schizophrénie. Les neuroleptiques sont des médicaments psychotropes qui corrigent cet excès.

La dopamine va être libérée dans le noyau accumbens et dans d'autres structures impliquées dans le circuit de la récompense : l'hypothalamus, l'amygdale, le septum et le cortex préfrontal.

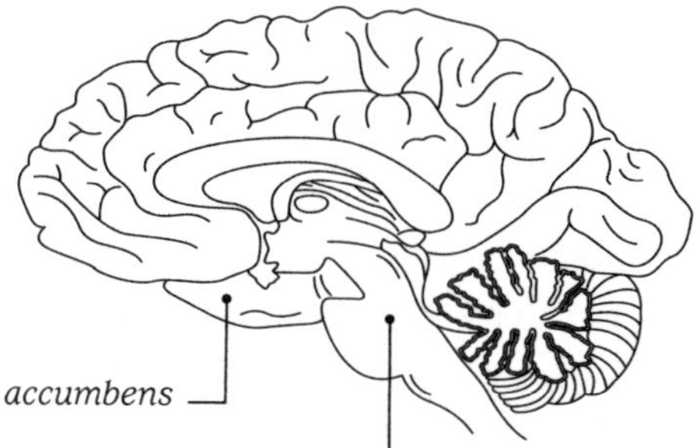

À l'origine, on peut supposer que ce circuit s'est développé afin de stimuler les comportements de l'homme de manière à assurer sa survie. Les actions de boire, de manger, de se reproduire mettent en œuvre le circuit de la récompense et incitent l'homme à répéter ces actions.

Il est aussi mis en route dans l'expérimentation de nouveautés, comme rechercher de nouveaux aliments, rechercher des sensations nouvelles... Cela permet à l'homme de se confronter à d'autres expériences et de s'adapter à son environnement.

Cette tendance à vivre de nouvelles expériences ou à rechercher des sensations fortes est certainement beaucoup plus forte à l'adolescence. L'adolescent est donc particulièrement attiré par l'expérimentation de certaines drogues. Son cerveau étant encore en développement, des modifications neurobiologiques peuvent le rendre plus vulnérable à la toxicomanie.

Le comportement de l'individu sera déterminé soit par la recherche du plaisir, soit par l'évitement d'une sensation douloureuse ou d'un danger. Le patient usager de drogues va rechercher un plaisir à travers la consommation d'un produit psychoactif, ou essayer de se soustraire à une sensation de manque souvent douloureuse, en prenant la drogue dont il est dépendant.

Il peut aussi rechercher un produit de substitution qui diminuera le manque et le malaise psychique associé.
Les drogues vont agir au niveau de la synapse entre le neurone qui va secréter la dopamine et la cellule cible, en augmentant les taux de dopamine dans la fente synaptique.
Les taux de dopamine sont augmentés par des mécanismes différents suivant les produits psychoactifs, qui soit imitent, soit stimulent, soit bloquent les neurotransmetteurs.
Le système limbique fonctionne comme un mécanisme à double système : l'un qui génère plaisir et euphorie et l'autre qui tempère aussitôt l'explosion de cette euphorie en suscitant un mal-être, de l'anxiété, de l'agressivité et même une symptomatologie dépressive. Ces deux systèmes utilisent le même neurotransmetteur : la dopamine.
Un toxicomane dépendant a besoin de son produit psychoactif de prédilection pour éprouver une sensation agréable, sinon il est en manque psychiquement et physiquement (selon le produit toxicomanogène utilisé). Peu à peu, l'usager de drogue organise sa vie autour de la recherche et de la consommation de sa drogue. Il recherche un plaisir qui devient de plus en plus court et de moins en moins fort, pour finir par seulement éviter le manque et la souffrance. Petit à petit, il néglige toutes les fonctions vitales au profit de sa quête. Il n'éprouve plus aucun plaisir de la vie.
Quand la toxicomanie s'installe dans la durée, il s'ensuit une modification de la sensibilité des récepteurs à la dopamine. Cela entraîne une sensibilisation comportementale. Le patient toxicomane sevré depuis parfois des années peut rechuter s'il perçoit des signaux associés à la prise de drogue. Cela peut être l'évocation d'un nom, la traversée d'un quartier lié à un dealer, la vue de farine sur une table de cuisine...
Quand le circuit de la récompense est stimulé par une action quelconque, le comportement du sujet qui a permis cette sensation agréable ou de plaisir va être mémorisé par le cerveau. Le sujet aura tendance à reproduire cette action gratifiante. C'est ce que l'on appelle un renforcement positif.
Une expérience classique avec des souris met en évidence ce phénomène. On implante un cathéter intracardiaque chez une souris. Ce cathéter est ensuite relié à un système d'injection que l'animal peut activer en appuyant sur une pédale. Chaque fois que la souris

appuie sur la pédale, un produit psychoactif est injecté. S'il produit une sensation agréable, la souris va appuyer de plus en plus fréquemment sur la pédale. Cela traduit la puissance addictive du produit. Si on met de la cocaïne, la souris va appuyer sur la pédale jusqu'à en mourir.
Cette expérience rappelle le phénomène du «craving» (désir irrépressible et violent d'utiliser une drogue) chez l'usager de cocaïne. En effet, la dépendance psychique est caractérisée par un besoin irrépressible, compulsif, de consommer le produit.

Le découplage noradrénaline-sérotonine, nouvelle théorie

Le mécanisme du circuit de la récompense, déjà complexe, n'est qu'un élément de la neurobiologie de l'addiction et ne peut à lui seul expliquer tous les aspects de l'addiction. D'autres circuits, neurotransmetteurs et mécanismes sont impliqués. Tous ne sont pas encore très bien connus.
Jean-Pol Tassin, chercheur à l'INSERM, a mis en évidence le découplage noradrénaline-sérotonine. Les drogues viendraient perturber la production de ces deux neurotransmetteurs.
La noradrénaline joue un rôle important dans l'attention et l'apprentissage. La sérotonine régule l'humeur, le sommeil, la douleur. Le découplage de ces deux neurotransmetteurs entraînerait la dépendance. L'usager ne peut maîtriser ses émotions, l'hyperémotivité qui en résulterait le pousserait à reconsommer la drogue incriminée.

Jean-Pol Tassin et ses collaborateurs mettent en évidence que ces deux systèmes se régulent mutuellement lorsqu'ils sont activés, par exemple à l'occasion de stimulations sensorielles (vision, toucher, audition). Ce couplage entre les deux systèmes disparaît à la suite de quelques injections espacées (quatre suffisent) d'amphétamine, la substance psychoactive testée.
Ce découplage dure plusieurs mois après la dernière prise de drogue et explique que la sensibilisation comportementale se maintienne à long terme. La conséquence physiologique de ce découplage est une

hyper-réactivité des neurones à sérotonine et à noradrénaline qui s'exprime particulièrement lors d'événements stressants ou inhabituels. Une des seules façons qu'aurait le toxicomane pour supporter cette hyper-réactivité serait de reprendre du produit.
(Lucas Salomon, Christophe Lanteri, Jacques Glowinski, Jean-Pol Tassin, Unité Inserm 114, «Behavioral sensitization to amphetamine results from an uncoupling between noradrenergic and serotonergic neurons», PNAS, *24 avril 2006.)*

Cette approche neurobiologique de l'addiction ne permet pas d'expliquer le phénomène de l'addiction dans sa complexité. Les facteurs sociaux, culturels, traumatiques, psychologiques, génétiques interviennent dans la genèse d'une dépendance.

L'abécédaire des substances psychoactives

AMPHÉTAMINE

Origine – Noms usuels

En 1920, K. Chen, un chimiste du laboratoire américain Lily, étudie une plante chinoise : l'*Ephedra vulgaris* (utilisée dans la pharmacopée chinoise comme traitement de l'asthme depuis des millénaires). Il en extrait de l'éphédrine, qui est proche d'un neurotransmetteur : l'adrénaline.
En 1935, un étudiant en chimie, Gordon Alles, travaille sur des médicaments pouvant améliorer le traitement de l'asthme. Il s'intéresse à l'éphédrine. La plante chinoise étant rare, il améliore l'éphédrine et synthétise l'**a**lpha-**m**éthyl-**ph**ényl-**ét**hyl**amine**, d'où le nom amphétamine. La substance est vendue au départ aux États-Unis, sous le nom de benzédrine, comme un décongestionnant nasal. Les effets stimulants de ce produit l'ont rendu rapidement très populaire, en particulier dans le milieu étudiant.
Les amphétamines ont été commercialisées sous différents noms : Méthedine®, Tonédron®, Maxiton®, Thymergix®, Ritaline®, Lidépran®. Comme anorexigènes : Isoméride®, Pondéral®, Dinintel®, Fenproporex®, Incital® et Moderatant®.

En argot : speed, crystal, A, bennies, dexies, copilots, crancks, pep amph, drivers, pep pills, jolly beans, wake ups, bambinos…

Propriétés générales

Les amphétamines sont des activateurs du système nerveux central qu'elles mettent en tension et en alerte, entraînant :

– un état d'éveil, une stimulation de la vigilance et de la concentration ;
– une augmentation de la confiance en soi, une sensation de bien-être ;
– un effet coupe-faim (par stimulation du centre de la satiété).

Histoire

Les amphétamines ont été très largement utilisées durant la dernière guerre mondiale par les pilotes allemands, américains, anglais et japonais, pour augmenter leurs performances et leur endurance.
À cette époque, 10 % des militaires en consommèrent régulièrement.
De même les ouvriers japonais des usines d'armement en usèrent, afin d'améliorer la production. Des stocks importants d'amphétamines inondèrent le Japon après la guerre. 5 % des jeunes entre 15 et 25 ans consomment des amphétamines.
Après la guerre, il y avait 500 000 Japonais « amphétaminomanes ».
Aux États-Unis, en 1950, la production était de 1 000 tonnes par an (80 doses par habitant).
La publicité en vantait les mérites : « Deux comprimés sont plus efficaces que deux mois de vacances. »
Dans les années 1960, dans le milieu des hippies, les amphétamines ont été très utilisées – souvent en association avec le LSD. L'injection intraveineuse d'amphétamines apparaît aussi à cette époque.
L'injection intraveineuse a majoré les effets et la dangerosité du produit.
Des jeunes « speed freaks » aux États-Unis, au Canada et en Suède pratiquaient des « runs » : ils s'injectaient des amphétamines toutes les deux heures, durant trois à cinq jours. Les effets paranoïaques étaient fréquents.
Le dopage sportif a manifestement débuté avec les amphétamines, en particulier dans le cyclisme.
Les amphétamines ont été interdites en 1970 dans la plupart des pays.
L'Isoméride® (coupe-faim) sera retiré de la vente en France le 17 septembre 1997, après la découverte par l'Agence du médicament de cas d'hypertension artérielle pulmonaire dès 1995 et d'anomalies des valves cardiaques en juillet 1997.

Devant le développement de la toxicomanie aux amphétamines aux États-Unis, le Controlled Substance Act fut promulgué en 1970 pour mettre fin à la vente des amphétamines sans ordonnance. Les préparations injectables furent retirées de la vente en 1973.
En Europe, à la suite d'affaires spectaculaires comme le décès, sous amphétamines, du coureur cycliste britannique Tom Simpson dans la montée du mont Ventoux lors du Tour de France 1967, des mesures législatives ou réglementaires furent adoptées à la même époque.

Les effets physiques et psychiques

L'amphétamine peut être avalée, injectée, sniffée ou fumée.
En consommation aiguë, l'injection d'amphétamines en intraveineuse provoque :
– « flash » très violent : sensation brutale et intense de chaleur irradiant vers l'abdomen et les membres inférieurs ;
– sensation des possibilités psychiques et physiques augmentées ;
– idées augmentées, logorrhée (accélération du débit verbal) ;
– euphorie, hyperactivité motrice et sexuelle ;
– insomnie, anorexie ;
– sensation d'accélération du temps vécu ;
– tachycardie (accélération du rythme cardiaque) ;
– hypertension artérielle ;
– mydriase (dilatation de la pupille).

Puis il y a la descente. Elle se traduit par :
– angoisse, tristesse, état dépressif ;
– confusion ;
– onirisme.

Les dangers immédiats (surdose) et à long terme (usage chronique)

En cas de surdosage, on a pu observer : des décès par trouble du rythme cardiaque, des hémorragies du cerveau, ou des hyperthermies gravissimes.
Lors de la consommation chronique (reproduction des injections), le sujet dort peu et ne mange plus. L'utilisation quotidienne entraîne une détérioration psychique et physique.

L'abus des amphétamines entraîne des troubles psychotiques graves : on observe un délire paranoïde (effet parano) dont les mécanismes sont interprétatifs et hallucinatoires et les thèmes persécutifs.
L'hallucination tactile est un phénomène caractéristique de la psychose aux stimulants : les sujets se regardent la peau et se grattent, persuadés qu'on y a introduit des parasites ou des vers. L'usager devient anxieux, il montre un état d'excitation psychomotrice. Il présente souvent une auto et hétéro-agressivité (risque de passage à l'acte suicidaire).
Sur le plan physique :
– amaigrissement, insomnie, troubles cardiaques, mouvements anormaux, parfois mort par épuisement ;
– trouble cardiaque ;
– infections cutanées et pulmonaires ; cicatrices chéloïdes aux points d'injection ;
– troubles hépatiques, atteintes rénales ;
– œdème cérébral et hémorragies cérébrales.
L'utilisation de l'injection peut entraîner des risques de contamination de maladies infectieuses : sida, hépatites...
Les amphétamines entraînent une dépendance physique et psychique.
L'arrêt de la consommation est suivi d'un abattement majeur avec un état dépressif et une grande fatigue.

Commentaires

Les amphétamines utilisées comme coupe-faim entraînent les effets physiques et psychiques des amphétamines.
La tendance au suicide est fréquente lors des états dépressifs secondaires.
Il y a une recrudescence d'utilisation des amphétamines dans l'Asie du Sud-Est. Dans un contexte de mondialisation, ce type de produit pourra être retrouvé en France.

Artane®

Origine

Il s'agit d'un médicament anti-parkinsonien. Il est prescrit dans les syndromes parkinsoniens induits par les neuroleptiques. Il s'agit du trihexyphénidyle : Artane®, Lepticur®.

Propriétés générales

Il a une action anticholinergique (il s'oppose à l'action de l'acétylcholine) au niveau central, il agit comme l'atropine.
C'est un antispasmodique de synthèse. À fortes doses, il entraîne une excitation cérébrale et comportementale ressemblant aux signes de la toxicité à l'atropine.

Les effets physiques et psychiques

Les effets recherchés sont l'euphorie, une stimulation psychique, la désinhibition, les hallucinations.
L'Artane® est souvent associé à de l'alcool, qui en potentialise les effets.
À petite dose, l'Artane® prodigue une sensation d'invulnérabilité et une confiance en soi.
À plus forte dose, le médicament est pris pour ses effets hallucinogènes, lesquels semblent extrêmement puissants. Il est consommé alors pour « se défoncer ».
On observe aussi des gesticulations soudaines et incontrôlées, une agressivité, des effets très tardifs (flash-back).

Les dangers immédiats (surdose) et à long terme (usage chronique)

Confusion mentale, hallucinations, psychose, troubles de la coordination, faiblesse musculaire, bouche sèche, mydriase, trouble de la vision, palpitations, hypotension artérielle, convulsions, trouble respiratoire, hyperthermie, absence de transpiration, glaucome, constipation.

Commentaires

Il s'agit d'une toxicomanie très marginale, chez une population souvent défavorisée. Les troubles mentaux associés sont fréquents. L'Artane® a une mauvaise image chez les usagers de drogues. Il est parfois considéré comme l'ecstasy du pauvre.

Ayahuasca

Origine – Noms usuels

L'ayahuasca est une boisson hallucinogène. Sa préparation nécessite au moins une liane géante (*Banisteriopsis caapi*) et un arbuste (*Psychotria viridis*). Elle est utilisée par les chamans d'Amazonie, en particulier au Pérou et en Équateur.
Une utilisation coutumière de cette boisson hallucinogène vise à entrer en communication avec les dieux. Certaines sectes en France l'utilisent.
Aya signifie « mort » ou « esprit des morts » et *huasca*, « liane », d'où la traduction habituelle de « liane des esprits ». Elle est aussi connue sous d'autres noms : ayawaska, yage (en Colombie), jagé, caapi (au Brésil), natema, natem, purga, pinde, Santo Daime, vigne de l'âme, vigne de la petite mort.
En 1963, William Burroughs et Allen Ginsberg, dans leur ouvrage *Lettres du yage*, firent part de leurs expériences hallucinogènes menées avec le yage en Amazonie.

Propriétés générales

Le principe actif est le DMT (diméthyltriptamine), que l'on trouve dans l'écorce d'une plante herbacée, la *Psychotria viridis*. Ce produit est neutralisé par des enzymes gastriques. C'est grâce à la deuxième plante (*Banisteriopsis caapi*), qui contient de l'harmaline, que l'infusion d'écorce des deux a un pouvoir hallucinogène puissant et durable. L'harmaline empêche la synthèse des enzymes gastriques, qui neutralisent le DMT.

Histoire

L'ayahuasca est utilisé depuis des millénaires en Amazonie, dans des cérémonies religieuses.
Il existe aussi un usage médical ancestral : pour poser un diagnostic, pour comprendre un dysfonctionnement du corps, pour soigner les maladies.
L'ayahuasca permet aux chamans de prendre des décisions importantes, de demander conseil aux divinités, de résoudre des conflits entre personnes, entre familles et entre tribus.
La transe hallucinatoire culturellement permet une communication spirituelle avec les dieux de la forêt. Les chamans communiquent ainsi avec les esprits de la nature. La transe peut aussi avoir un but divinatoire et élucider des mystères, vols, disparitions, connaître l'infidélité du conjoint, les intentions d'un ennemi, etc.
Les Indiens d'Amazonie pensent que cette préparation leur donne des facultés de télépathie leur permettant de communiquer avec leurs ancêtres disparus.
L'ayahuasca a pris de l'importance dans le monde contemporain du fait qu'il est utilisé en tant que sacrement dans le cadre de certaines religions à travers le monde. Ainsi le Santo Daime, qui signifie « donner la sainteté », est une religion originaire du Brésil issue de la religion chrétienne et des pratiques du chamanisme amazonien. Le prêtre y utilise l'ayahuasca, appelé *daime*, comme sacrement. Le Santo Daime compte actuellement plus de 20000 adeptes, les daimistas. Il possède des centres aux États-Unis, en Espagne, en Angleterre, en France, en Allemagne, en Hollande, en Belgique et au Japon, notamment.
Actuellement il existe 22 groupes religieux reconnus qui emploient l'ayahuasca comme sacrement. C'est en raison de son utilisation par certaines sectes que l'ayahuasca a été interdit en France, le 3 mai 2005.

Les effets

Le mélange est de couleur marron et très amer. Les effets après avoir bu une infusion d'ayahuasca commencent à se ressentir au bout de vingt minutes et durent trois à six heures.

Cela débute le plus souvent par des vomissements violents accompagnés ou non de diarrhées. L'explication culturelle des vomissements est que l'on sort, on expulse les émotions négatives.
Parfois l'expérience débute seulement par une sensation d'ébriété et d'euphorie.
Ensuite apparaissent des hallucinations colorées. L'ivresse se termine par un sommeil profond peuplé de rêves. Des animaux comme le jaguar et les serpents sont très souvent évoqués dans les rêves. De temps à autre il s'agit de villes.
Les auteurs décrivent un élargissement du champ de la conscience, une expérience mystique.
On observe souvent une phase agitée avec des tremblements durant quelques minutes, puis une phase de transe avec des mouvements durant 10 à 15 minutes, suivie d'une phase de calme avec des hallucinations.
Les usagers décrivent une altération de la vision des couleurs avec prédominance de couleurs bleu-violet, une altération de la perception des tailles, une plus grande acuité de la vision nocturne.
Jeremy Narby, un Suisse d'une quarantaine d'années qui a passé son doctorat d'anthropologie à l'université Stanford, en Californie, fait le récit de son expérience de la transe induite par l'ayahuasca :

Ces serpents énormes sont là, j'ai mes yeux fermés et je vois un monde spectaculaire de lumières brillantes, et au milieu des pensées brouillonnes, les serpents commencent à me parler sans mots. Ils m'expliquent que je ne suis qu'un être humain. Je sens mon esprit craquer, et dans la faille, je vois l'arrogance sans fond de mes a priori. Il est profondément vrai que je ne suis qu'un être humain, et que la plupart du temps, j'ai l'impression de tout comprendre, alors qu'ici, je me retrouve dans une réalité plus puissante que je ne comprends pas du tout et que je ne soupçonnais même pas, dans mon arrogance, d'exister…

Commentaires

La généralisation de l'utilisation de l'Internet facilite l'engouement pour ce type de plante hallucinogène et pourrait en augmenter la diffusion en France.

Barbituriques

Origine – Noms usuels

Origine chimique. Il s'agit de molécules qui ont une action dépressive du système nerveux central. Ils sont classés dans les psychotropes (produits agissant sur le psychisme), et correspondent aux substances de la convention de 1971 non classées comme stupéfiants.
Nembutal, secobarbital, phenobarbital = Gardénal®, Alepsal®, Seconal®.

En argot ou langage courant : barbs, blue dolls, blue heavens, blues, double trouble, downers, F40, goofballs, mexican reds, nebbies, pheno, rainbows, red and blues, red birds, red devils, reds, seccies, tuies, yellow jackets, yellows.

Propriétés générales

Les barbituriques ont des effets sédatifs, hypnotiques et anticonvulsifs.
Ils ont beaucoup été prescrits dans les troubles du sommeil et de l'anxiété, et présentent aussi des indications en anesthésie courte (barbituriques à durée de vie très brève).
Ils ont peu à peu disparu de la pharmacopée française en raison de leur dangerosité et de leur pouvoir toxicomanogène. Ils ont très souvent été utilisés pour se suicider. Il s'agissait en général de molécules à durée de vie brève. Nous citerons quelques suicidés célèbres aux barbituriques : Marilyn Monroe, Jean Seberg, Yves Navarre, Stephan Zweig, Margaux Hemingway…
Les patients insomniaques qui en prenaient devenaient dépendants des barbituriques. Les benzodiazépines les ont remplacés dans les indications habituelles des troubles du sommeil et de l'anxiété. Cependant on les prescrit toujours dans le traitement de l'épilepsie (barbituriques à durée de vie longue).
Les barbituriques ont aussi été utilisés dans les milieux toxicomanes pour leurs effets euphorisants. Certaines personnes en prennent pour remplacer ou accompagner l'alcool (on a décrit l'ivresse barbiturique).

Les toxicomanes ont parfois recours à ces substances lorsqu'ils ne peuvent pas obtenir leur drogue habituelle ou pour combattre les effets de fortes doses de stimulants tels que les amphétamines, la cocaïne ou le crack.

Histoire

Issu de la liaison de l'acide malonique (obtenu par oxydation d'un acide contenu dans la pomme) et de l'urée, l'acide barbiturique, ou malonylurée, fut préparé pour la première fois en 1864, à Gand, au laboratoire de Kekule, par A. von Baeyer.
Ce jour-là, jour de la Sainte-Barbe, patronne des artilleurs, von Baeyer annonce sa découverte à quelques amis. L'un d'eux, apprenant que cette molécule présentait quelque analogie avec l'acide urique, proposa le nom d'acide « barbiturique », en référence à la Sainte-Barbe et à l'acide urique.
Le premier barbiturique fut le Trional®, commercialisé en 1890, qui a connu un grand succès dans le traitement des troubles du sommeil.

Marcel Proust fut, dès son service militaire, un consommateur de somnifères (barbituriques). Il recherchait dans les livres de médecine de son père des solutions médicamenteuses à ses insomnies :

> *... et tu me dis toute la journée des choses comme : «je n'ai pas pu dormir la nuit dernière parce que les domestiques se sont couchés à onze heures.» Je voudrais bien que cela soit ça qui m'empêche de dormir! Aujourd'hui j'ai eu le tort étouffant de sonner (pour avoir à fumer) Marie qui venait me dire qu'elle avait fini de déjeuner et tu m'en as instantanément puni en faisant, dès que j'ai eu pris mon trional, clouer et crier toute la journée.*
> *(Lettre à Jeanne Proust,* Correspondance, *édition Kolb, Plon. Tome III, p. 190-191.)*

En 1903, les Allemands Emile Fischer et Joseph Friedrich Mehring (Prix Nobel de chimie 1902) découvrent l'effet hypnotique d'un barbiturique qu'ils appellent le Véronal®, du nom de la ville de Vérone, en référence au sommeil de Juliette dans la légende de Roméo et Juliette.

Fischer et Mehring, après quelques années de consommation de Véronal®, moururent tous les deux d'une surdose de leur produit.
Devant le succès du premier barbiturique, le Véronal®, le laboratoire synthétisa un second dérivé de l'acide barbiturique. Lors de la réunion pour trouver un nom à ce nouveau médicament, le chef de laboratoire, constatant le manque de consensus entre les participants, prit congé en leur recommandant, devant le succès du Véronal®, de garder le suffixe « nal ». L'un des collaborateurs, croyant avoir entendu là une proposition du chef, reprit la fin de la phrase : « gardez "nal" ». Ainsi fut baptisé le Gardénal®.

Les effets physiques et psychiques

Les barbituriques peuvent être pris par voie orale et par voie intraveineuse.
L'effet apparaît rapidement et s'estompe au bout de quelques heures.
Une faible dose (50 mg) peut soulager l'anxiété et la tension.
Une dose plus forte (100 à 200 mg), dans une ambiance calme, conduit habituellement au sommeil.
Prise dans un cadre festif, la même dose produira des effets comparables à ceux de l'alcool (sensation d'euphorie, troubles d'élocution, levée des inhibitions), trouble de la coordination, nystagmus (petits mouvements saccadés des globes oculaires).

Les dangers immédiats (surdose)

Une forte dose provoque des troubles respiratoires (respiration ralentie, superficielle et irrégulière) et peut aboutir à la mort par arrêt respiratoire.
On peut observer un coma profond avec parfois électroencéphalogramme plat trompeur pouvant évoquer une mort apparente.
La dangerosité des barbituriques augmente s'ils sont pris avec d'autres dépresseurs du système nerveux central comme l'alcool, les benzodiazépines ou les opiacés.

Les effets à long terme (usage chronique)

Nous retrouvons avec les barbituriques des symptômes équivalant à ceux de l'alcoolisme :

– troubles de l'humeur à type de dépression, troubles du caractère ;
– troubles de la mémoire, du jugement ;
– asthénie, épuisement chronique, somnolence diurne ;
– troubles paranoïaques, idées suicidaires ;
– anémie par déficit en folates ;
– ostéomalacie, rhumatisme gardénalique ;
– augmentation des transaminases, des GGT, hépatite ;
– risque hémorragique chez le nouveau-né par déficit en vitamine K : hémorragie apparaissant dans les 24 heures après la naissance.

Le sevrage

Syndrome de sevrage sévère et brutal pouvant mettre en jeu le pronostic vital, en l'absence de traitement :
– nausées, vomissements, agitation ;
– anxiété, insomnie, tremblements, transpiration, hyperthermie ;
– chute de la tension artérielle lors des changements de position, accélération du rythme cardiaque ;
– faiblesse musculaire généralisée, réflexes vifs ;
– crises d'épilepsie, état de mal épileptique ;
– delirium avec agitation extrême, désorientation, hallucinations visuelles et auditives, distorsions visuelles.

Commentaires

Les cas de dépendance physique s'observaient surtout avec les barbituriques rapides.
Il existe une dépendance psychique forte, ainsi qu'une tolérance.

Benzodiazépines

Origine – Noms usuels

Origine chimique. Ce sont des médicaments anxiolytiques, des hypnotiques et des calmants du système nerveux central. Ils ont remplacé les barbituriques dans la pharmacopée française et sont très prescrits dans notre pays, en particulier dans le traitement de l'anxiété et dans

les troubles du sommeil. Ils sont délivrés en officine uniquement sur ordonnance.
Les noms les plus courants sont :
– pour les anxiolytiques : Temesta® (lorazépam[1]), Seresta® (oxazépam), Lexomil® (bromazépam), Xanax® (alprazolam), Victan® (loflazépate), Urbanyl®, Rivotril® (clonazépam), Valium® (diazépam), Vératran® (clotiazépam), Lysanxia® (prazépam), Nordaz® (nordazépam) ;
– pour les hypnotiques (somnifères) : Mogadon® (nitrazépam), Rohypnol® (flunitrazépam), Nuctalon® (estazolam), Noctamide® (lormétazépam), Normison® (tépazépam), Havlane® (loprazolam).

Termes employés par les usagers pour désigner les benzodiazépines : benzos, lib, libs, blues, drunk pill, ludes, luds, vals, V's blues, V, jellies, softballs, soft eggs, wobbly eggs.

Propriétés générales

Les benzodiazépines sont des médicaments psychotropes anxiolytiques, sédatifs, et somnifères. Ils diminuent ou suppriment les manifestations d'anxiété ou d'angoisse. Ils calment, apaisent et facilitent la relaxation musculaire. Ils provoquent le sommeil.
Les benzodiazépines agissent sur des récepteurs situés dans le cerveau, qui, lorsqu'ils sont activés, tempèrent l'activité des neurones. En simplifiant, on peut dire qu'elles vont inhiber la transmission de l'influx nerveux entre les neurones dans le cerveau.
Elles sont aussi amnésiantes et anticonvulsivantes. Les benzodiazépines sont prises le plus souvent par voie orale. Il existe des benzodiazépines injectables, utilisées en anesthésie.

Histoire

La première benzodiazépine introduite en thérapeutique en 1960 a été le chlordiazépoxide, sous le nom de Librium®. Ses propriétés anxiolytiques, dites alors tranquillisantes, ont été bien mises en évidence chez l'animal et chez l'homme. L'histoire de la découverte du Librium® est décrite par Régis Bertet dans *La Petite Histoire de la médecine* :

1. Les noms entre parenthèses sont les noms des molécules dans la dénomination internationale commune. Ce sont aussi les noms des génériques équivalents.

Léo Sternbach (né en 1908) est un pharmacien polonais d'origine juive. En 1937, fuyant l'idéologie nazie, il se retrouve chercheur chez Hoffmann Laroche d'abord en Suisse puis aux États-Unis. En 1954 on lui demande d'orienter ses travaux vers la découverte de produits anxiolytiques. À court d'inspiration il reprend la famille de quinazolines qu'il connaît bien. Au bout de deux ans il doit abandonner ses travaux, les molécules mises au point semblant dépourvues d'effet pharmacologique. Mais quelques composés sont encore préparés et traînent sur les paillasses, tous ont cristallisé sauf un qui reste à l'état huileux. Le temps passe. Notre chercheur, la veille des vacances, range son laboratoire quand il s'aperçoit que le composé huileux est pris en masse, formant de magnifiques cristaux. Il hésite à le jeter à la poubelle. Conscience professionnelle oblige, il reprend son composé, l'isole, le purifie, l'analyse et le confie au laboratoire de pharmacologie. Ses vacances sont interrompues, on le rappelle. Le produit récupéré s'avère efficace et très peu toxique sur l'animal. Ainsi naquit la première benzodiazépine mise sur le marché en 1960 sous le nom de Librium®.

Les effets psychiques et physiques

– Les benzodiazépines diminuent le niveau d'anxiété ;
– elles traitent l'insomnie ;
– les fonctions de la mémoire se détériorent en cas d'utilisation prolongée, en particulier chez le sujet âgé ;
– le risque d'amnésie aiguë et de trous de mémoire est prédominant avec les produits à courte durée d'action comme le lorazépam (Témesta®), l'alprazolam (Xanax®) et le flunitrazépam (Rohypnol®) ;
– ces produits peuvent être utilisés afin d'abuser sexuellement d'une personne ou de la détrousser. Le Rohypnol® comprend un colorant vert, qui teinte les boissons et peut donc être détecté ;
– certaines benzodiazépines ont un effet anticonvulsivant ;
– elles peuvent avoir un effet myorelaxant, et donnent parfois des sensations d'euphorie ;
– difficultés de coordination motrice ; difficulté d'élocution, baisse de la vigilance ; vue brouillée ; diminution du rythme cardiaque ;

– leur consommation augmente les risques de chutes, de fractures et de confusion chez les personnes âgées ;
– elles peuvent induire une baisse de la vigilance et une somnolence préjudiciables au conducteur de véhicule ou à l'utilisateur de machine ;
– elles diminuent les capacités d'apprentissage, de mémorisation et de performance (ces capacités se rétablissent à l'arrêt du traitement) ;
– des effets imprévisibles peuvent se rencontrer si ces psychotropes sont mélangés à de l'alcool ou à d'autres dépresseurs du système nerveux central ;
– effet flash à fortes doses : euphorie rapide, sensation ébrieuse, bien-être pendant quelques heures suivi d'un oubli ;
– effet désinhibiteur avec parfois passage à l'acte, délictueux ou non ;
– suggestibilité.

Les dangers immédiats

On peut voir des effets contradictoires :
– agitation, état maniaque, agressivité, hallucinations (rares) ;
– confusion mentale, désorientation, amnésie, étourdissements ;
– somnolence, léthargie ;
– dépression respiratoire, hypotension ;
– risque mortel en association à la méthadone, avec de fortes doses (surtout en intraveineuse).

Les dangers à long terme (usage chronique)

– Troubles de la mémoire, d'apprentissage, de performance ;
– fatigue, diminution des performances psychomotrices ;
– risque de syndrome de sevrage chez le nouveau-né de mère sous traitement (prudence chez la femme enceinte, pas de risque congénital prouvé). Les benzodiazépines sont présentes dans le lait maternel, si la mère en prend ;
– les benzodiazépines perturbent toutes plus ou moins l'architecture du sommeil. Elles raccourcissent la durée du sommeil paradoxal, et le sommeil obtenu est donc moins réparateur qu'un sommeil dit « normal ».

Le sevrage

On peut observer les symptômes suivants :
- anxiété, irritabilité ;
- des troubles du sommeil ;
- des douleurs diffuses, des troubles digestifs ;
- une hypotension artérielle, des tremblements ;
- parfois des convulsions ;
- des hallucinations, des troubles dépressifs ;
- des malaises avec parfois des pertes de connaissance.

Ce syndrome de sevrage peut apparaître passé un délai d'un à dix jours après la dernière prise. Il dépend de la durée des prises, des doses et de la sensibilité du sujet.

Commentaires

Les benzodiazépines sont des psychotropes très prescrits en France. Elles sont efficaces et indispensables à la pharmacopée française, mais il est crucial de respecter les doses prescrites et les durées de traitement.

Elles ne sont délivrées que sur ordonnance. Les toxicomanies aux benzodiazépines sont parmi les plus fréquentes. Des règles de prescriptions strictes visent à en limiter l'usage prolongé chez les patients anxieux ou insomniaques.

Les patients toxicomanes recherchent souvent des benzodiazépines soit pour leurs effets propres, soit pour calmer un syndrome de sevrage à d'autres produits.

Elles entraînent une dépendance psychique et physique.

Il existe un autotest, l'échelle ECAB (échelle cognitive d'attachement aux benzodiazépines), qui permet de déterminer si l'on souffre d'une dépendance aux benzodiazépines.

Cochez pour chaque proposition la réponse qui correspond le plus à ce que vous pensez.

	Vrai	Faux
1. Où que j'aille, j'ai besoin d'avoir ce médicament avec moi.	☐	☐
2. Ce médicament est pour moi comme une drogue.	☐	☐
3. Je pense souvent que je ne pourrai jamais arrêter ce médicament.	☐	☐

4. J'évite de dire à mes proches que je prends ce médicament. ☐ ☐
5. J'ai l'impression de prendre beaucoup trop de ce médicament. ☐ ☐
6. J'ai parfois peur à l'idée de manquer de ce médicament. ☐ ☐
7. Lorsque j'arrête ce médicament, je me sens très malade. ☐ ☐
8. Je prends ce médicament parce que je ne peux plus m'en passer. ☐ ☐
9. Je prends ce médicament parce que je vais mal quand j'arrête. ☐ ☐
10. Je ne prends ce médicament que lorsque j'en ressens le besoin. ☐ ☐

Comptez un point par réponse « vrai », sauf pour la 10 où c'est la réponse « faux » qui vaut un.
Si le score est égal ou supérieur à 6, la dépendance est hautement probable.

Bufoténine

Origine – Noms usuels

Origine animale. La bufoténine est une molécule (5-hydroxy-diméthyl-tryptamine ou 5-OH-DMT) que l'on trouve dans des sécrétions de la peau d'un crapaud, *Bufo alvarius*, appelé crapaud du Colorado en Amérique du Nord. On la trouve aussi dans des graines de certains haricots de la famille des Fabacées, l'*Anadenanthera peregrina* et l'*Anadenanthera colubrina*.
L'*Anadenanthera peregrina* est un arbre de 20 mètres de hauteur, très répandu au nord de l'Amazonie brésilienne. Ses fruits se présentent sous forme de gousse contenant 6 à 12 graines. Avec ces graines est préparée une poudre à priser connue en Argentine sous le nom de yopo. Les graines sont grillées, écrasées avec de la chaux ou des coquilles d'escargot. Certaines tribus les font fermenter avant utilisation.
La plante est aussi connue aux Antilles sous le nom de cohoba.
On a identifié de la poudre de yopo en France dans des fêtes techno en 2003 et 2004 (recherche effectuée dans le cadre du dispositif SINTES – Système d'identification national des toxiques et substances).

Propriétés générales

La structure chimique de la bufoténine est proche de celle de la psilocybine. Le 5-OH-DMT fait partie de la famille des tryptamines comme le DMT retrouvé dans l'ayahuasca. C'est un hallucinogène puissant.

Histoire

Le yopo a été utilisé pendant des siècles par certaines tribus indiennes d'Amérique du Sud pour entrer en transe et avoir des visions. Grâce à cette poudre à priser, les chamans entraient en contact avec les esprits : c'est une drogue dite enthéogène. Elle était aussi utilisée dans des rituels magiques et divinatoires.
Les tribus de l'Orénoque utilisaient la poudre, qu'ils appellent «cohoba», pour rendre les guerriers insensibles à la peur et à la douleur.
Alexander von Humboldt, né à Berlin en 1769, naturaliste, explorateur et fondateur de l'écologie, a décrit les modalités de consommation du yopo, lors de son voyage en Amérique du Sud vers 1801.
La bufoténine a été isolée pour la première fois en 1902 par deux physiologistes français, Césaire Phisalix et Gabriel Bertrand, dans la parotide du crapaud *Bufo alvarius*.

Les effets physiques et psychiques

La poudre est prisée, fumée ou injectée. Dans les tribus amérindiennes, elle était parfois soufflée avec une sorte de sarbacane dans la narine. La prise nasale peut être désagréable et douloureuse.
Les effets physiques décrits sont une salivation, un écoulement nasal en cas de prise nasale, des palpitations, des vomissements, une incontinence fécale, des frissons, des crises d'épilepsie, des crampes, des nausées.
Les effets psychiques sont surtout des expériences hallucinatoires, associées à une euphorie et une perte de contrôle du corps, une désorientation temporo-spatiale.

Les dangers immédiats

On retrouve des accidents psychiatriques, des troubles psychotiques, des troubles dépressifs, des états anxieux.

Commentaires

Ce type de drogue n'entraîne pas de dépendance physique ni psychique. Son utilisation en France reste très marginale.

CANNABIS

Origine – Noms usuels

Origine végétale. Il existe trois espèces de cannabis : le chanvre indien, dont le nom latin est *Cannabis indica, le* cannabis *sativa*, le cannabis *ruderalis*. Le cannabis est probablement originaire d'Asie centrale ou plus précisément des contreforts de l'Himalaya.
Il a été trouvé 267 noms différents du cannabis dans le monde. Les plus courants sont : haschisch (Égypte) ; kif (Maroc) ; dimba (Afrique) ; suma dacha (Congo et Afrique centrale) ; dagga (Afrique du Sud et du Sud-Ouest) ; ganja (nom de l'herbe en hindou), charras, banji (Arabie, Iran, Moyen-Orient) ; marijuana (États-Unis et Amérique du Sud) ; machona (Brésil). On trouve en péninsule indienne une préparation à base de lait et de cannabis appelée bhang sawy.
Le chanvre faiblement dosé en substances psychoactives est utilisé industriellement pour la fabrication de tissu, de matériau d'isolation...
Le produit actif principal est le delta-9-tétrahydrocannabinol, abrégé en THC.
Drogue à la mode parmi les jeunes, le cannabis est certainement celle qui fait actuellement le plus parler d'elle. Le *Cannabis indica* ou « chanvre indien » est le produit psychotrope le plus consommé dans le monde actuellement.

Histoire

Le travail du chanvre était déjà développé en Chine 10000 ans avant Jésus-Christ. Dans un premier temps, l'homme en a récolté les graines pour se nourrir. Puis il a découvert qu'en brisant la tige, il pouvait en retirer des fibres pour faire des filets de pêche, du textile, puis du papier.
Les habitants de la Chine ancienne appelaient leur pays « pays du chanvre et du mûrier ».

Les feuilles de mûrier étaient utilisées pour l'élevage des vers à soie, producteurs de la précieuse étoffe que seuls les riches pouvaient s'offrir. Les autres portaient des vêtements de chanvre.
On a retrouvé dans le Hanan des poteries sur lesquelles étaient peints des pieds de cannabis et datant de 4 200 ans.
Cette plante était prescrite comme sédatif contre les douleurs dues aux rhumatismes et à la goutte, sous l'empereur chinois Shen Nung en 2800 avant Jésus-Christ.
En Inde, 1 200 ans avant notre ère, le chanvre indien était une plante sacrée. Considéré comme la nourriture des dieux, il était donné en offrande dans les temples dédiés à Shiva.
Le bhang (feuilles séchées, graines et tiges de cannabis) est mentionné dans le texte sacré hindou *Atharva veda* («Science des charmes») comme «herbe sacrée».
Le cannabis trouve une utilisation médicale en Inde dans différentes maladies : la lèpre, le catarrhe, la fièvre, la toux, la constipation, l'obésité, l'asthénie, le manque d'appétit, les hémorroïdes, l'agitation.
Hérodote mentionne son utilisation par les Scythes cinq siècles avant notre ère.
Les graines servaient aussi de nourriture et fournissaient une huile à faible teneur en acides gras.
Au IIIe siècle après Jésus-Christ, l'empereur romain Gallien recommande l'usage du cannabis qui, assure-t-il, «entraîne bonheur et hilarité».
À la fin du XIe siècle apparut en Orient la secte des assassins. Cette appellation vient de la déformation par les croisés de *haschischin*, «mangeurs de haschisch», nom qu'ils doivent au fait qu'ils consommaient du haschisch avant de tuer leurs ennemis. Selon les témoignages du Vénitien Marco Polo (1323) et de nombreux historiens persans, les Haschischin vivaient au sud de la mer Caspienne, dans une forteresse à 1 800 mètres d'altitude. Confinés dans leurs montagnes et ne disposant pas des moyens d'entreprendre des guerres conventionnelles, ils imaginèrent d'envoyer des commandos de six hommes (les *fidawi*) chargés de poignarder des chefs ennemis, le plus souvent tandis qu'ils se livraient à leurs dévotions dans des mosquées.

Le maître des assassins était sacré et nommé «Vieux de la montagne». Le premier d'entre eux fut Hasan ibn al-Sabbah, le fondateur de la secte.
En 1800, Bonaparte interdit à ses troupes en Égypte de consommer l'herbe et la liqueur de haschisch, que les autochtones utilisaient pour s'enivrer. C'est néanmoins à l'occasion de la campagne d'Égypte que les médecins, comme les soldats, s'intéressent à la résine de cannabis. Ils rapportent en France du cannabis.
Le médecin Louis Aubert-Roche, de retour d'Égypte, préconise l'administration de haschisch comme remède contre diverses maladies contagieuses. Il publie son célèbre *De la peste ou typhus d'Orient.*
Joseph Moreau de Tours, aliéniste à l'hôpital Bicêtre (Paris), essaie la drogue en 1837 et voit «dans l'action de cette substance sur les facultés morales un moyen puissant, unique, d'exploration de la pathologie mentale». Il écrit en 1845 *Du haschisch et de l'aliénation mentale*, ouvrage dans lequel il décrit «les huit phénomènes du haschisch» :
1er phénomène : sentiment de bonheur;
2e phénomène «primordial» : excitation, dissociation des idées;
3e phénomène : erreurs sur le temps et l'espace;
4e phénomène : développement de la sensibilité de l'ouïe, influence de la musique;
5e phénomène : idées fixes, convictions délirantes;
6e phénomène : lésions affectives (dérèglements émotionnels);
7e phénomène : impulsions irrésistibles;
8e phénomène : illusions et hallucinations.

Théophile Gautier crée le club des haschischins, à l'hôtel Pimodan, avec Eugène Delacroix, Gérard de Nerval, Flaubert, Daumier, Baudelaire, Dumas…
Baudelaire écrivit *Les paradis artificiels* concernant l'opium. Il rédigea aussi un essai, *Du vin et du haschisch*, paru le 3 juillet 1851, dans lequel il fait l'éloge du vin, qui «rend bon et sociable», et condamne le haschisch «car il est anti-social», «il est fait pour les misérables oisifs», «contrairement au vin, il n'incite pas à l'action et annihile toute volonté»; il décrit avec une grande précision les effets du haschisch.

Au XXe siècle, l'emploi du cannabis se généralise. En France, la consommation a doublé entre 1990 et 2000.
Aux États-Unis, le cannabis était en vente libre au XIXe siècle et au début du XXe pour traiter les migraines et les ulcères.
En 1964, Raphaël Mechoulam, de l'université hébraïque de Jérusalem, isole le principe actif du haschich : le tétrahydrocannabinol, mais le haschisch contient 400 autres composés.

Les récepteurs CB1

En 1988, Allyn Howlett et ses collègues de l'université de Saint Louis, grâce à un dérivé radioactif, découvrent que le THC se lie à des récepteurs, que l'on nommera plus tard récepteurs cannabinoïdes ou CB1.
Les récepteurs CB1 sont très nombreux dans le cerveau. Leur situation explique les effets du THC.

Territoire des récepteurs	Leur action sur l'organisme
Cortex cérébral (fonctions cognitives et intégration des informations sensorielles)	Propriétés psychotropes
Hippocampe (structure essentielle pour la formation des souvenirs)	Détérioration de la mémoire
Complexe amygdalien (responsable de l'anxiété, de la peur, des émotions)	Réactions émotionnelles
Cervelet et ganglions de la base	Dysfonctionnement moteur et de la coordination des mouvements
Hypothalamus (contrôle l'appétit, le système hormonal et le comportement sexuel)	Favorisent la prise de poids
Moelle épinière	Diminution de la douleur
Tronc cérébral	Empêchent les nausées

L'existence d'un nombre restreint de récepteurs CB1 dans le tronc cérébral expliquerait l'absence de risque vital en cas d'abus de cannabis.
Il en existe aussi dans les testicules, l'utérus, l'intestin, la vessie, les cellules rétiniennes.

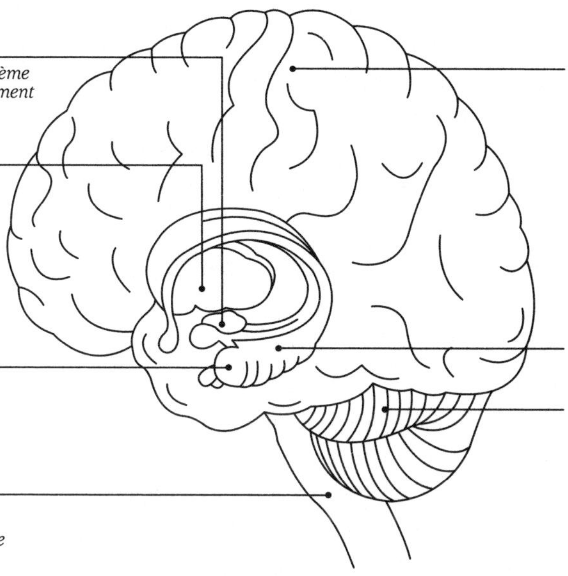

Mode d'administration

L'herbe ou marie-jeanne (mélange de feuilles et de sommités fleuries) est mélangée à du tabac pour être fumée dans un joint. En général, les sommités fleuries sont plus riches en THC que les feuilles : 5 à 30% de THC.
La résine ou le haschisch (conglomérat de poudre de feuilles et de résine ; en argot, shit) est fumé ou mangé. On trouve de nombreux produits de coupe dans les barrettes de shit : terre, henné, excréments, graisse de chèvre, cirage, pneu, médicaments, éther, microbilles de verre, paraffine, pollen...
La résine pure en plaquette ou cube renferme 15 à 40% de THC.
L'huile de cannabis comprend 60% de THC.

Les effets

Après inhalation de la fumée d'un joint, le THC passe rapidement dans le sang. Très liposoluble, il se répand rapidement dans les tissus du cerveau. Il atteint un pic dans le plasma sanguin en 7 à 8 minutes ; il n'en reste qu'environ 5 % après une heure.
Les effets peuvent durer dix heures selon les individus.
En revanche, l'élimination du THC par l'organisme est très lente et les métabolites inactifs du THC peuvent être détectés dans les urines jusqu'à 27 jours après consommation dans le cas des usagers réguliers.
Les effets psychoactifs durent en général de 2 à 3 heures après consommation et jusqu'à 5 à 7 heures.

Effets immédiats (en fonction de la concentration de THC)

• Phase d'exaltation :
– stimulation de l'humeur, levée des inhibitions, exacerbation émotionnelle ;
– hyperesthésies sensorielles (acuité de la perception des sons et des couleurs) ;
– illusions, hallucinations, distorsion de la notion du temps et de l'espace, ralentissement de la pensée ;
• Phase d'extase : repos et béatitude puis sommeil.

Le cannabis est euphorisant à faible dose, hallucinogène à forte dose.
On observe aussi durant les différentes phases une augmentation du pouls, une bouche sèche, un gonflement des vaisseaux sanguins (yeux rouges), parfois une sensation de nausée, une légère hypothermie.

Effets en cas d'usage chronique

– Troubles du caractère et de l'humeur ;
– syndrome amotivationnel (Deniker, 1973) : démotivation, indifférence affective, inhibition, pauvreté intellectuelle, ralentissement de la pensée) ;
– baisse des facultés intellectuelles et mnésiques (troubles de la mémoire) ;
– troubles de la concentration ;

– difficultés scolaires (avec parfois un cercle vicieux, les difficultés scolaires entraînant une augmentation de la consommation du cannabis) ;
– risques sociaux, marginalisation, conduites illicites ;
– baisse des performances psychomotrices ;
– psychose cannabique : délire cannabique, hallucinations, modification de la perception du corps, dédoublement de la personnalité, sentiment de persécution, forte anxiété ;
– attaques de panique ;
– augmentation du risque d'apparition de la schizophrénie (étude Zammit sur 50 000 conscrits suédois). On a 4,1 fois plus de risques de développer une schizophrénie si l'on atteint une consommation de 50 joints par an ;
– allergies, inflammation de la gorge et des poumons ;
– risque augmenté d'attaque cardiaque chez les plus de 40 ans ;
– aggravation de la fibrose hépatique dans les cirrhoses ;
– action sur la sexualité (caractère aphrodisiaque décrit par certains consommateurs ; augmentation du plaisir et du désir ; levée de l'inhibition. Après l'alcool, c'est le produit le plus couramment retrouvé chez les agresseurs sexuels).

Effets de la consommation durant la grossesse et l'allaitement

– Passage du THC dans la circulation fœtale ;
– passage dans le lait maternel ;
– risques de tumeurs ;
– risques de malformations cardiaques ;
– hypotrophie, accouchement prématuré ;
– mort subite du nourrisson ;
– troubles psychologiques ultérieurs.

Caractéristiques intéressantes du THC

– Action bronchodilatatrice ;
– anti-émétique (empêche les vomissements) ;
– sédatif relaxant ;
– anti-épileptique ;
– orexigène (stimule l'appétit) ;

- anti-hypertenseur ;
- antalgique dans les douleurs cancéreuses, dans le sida ;
- baisse de la pression intra-oculaire dans le glaucome ;
- aspect neuro-protecteur dans le traumatisme crânien.

Symptômes de surdosage

Pupilles inchangées, conjonctives injectées (yeux rouges), tension artérielle orthostatique en baisse, pouls accéléré, euphorie, anxiété, désorientation temporo-spatiale ; cela peut aller jusqu'au coma en cas d'ingestion.

Syndrome de sevrage

Symptômes non spécifiques et seulement en cas d'utilisation à fortes doses : anorexie, insomnie, agitation, irritabilité.
La dépendance est essentiellement psychique.

Commentaires

On considère qu'en France il y a 5 millions d'usagers de THC et environ 500 000 consommateurs dont la consommation est problématique.
L'autoquestionnaire suivant (questionnaire CAST – Cannabis Abuse Screening Test –, conçu à l'OFDT) est un outil intéressant pour évaluer sa consommation. Il a déjà été testé sur plusieurs milliers d'adolescents.

Choisissez une seule réponse par ligne.

Au cours de votre vie :

	Vrai	Faux
Avez-vous déjà fumé du cannabis avant midi ?	☐	☐
Avez-vous déjà fumé du cannabis lorsque vous étiez seul(e) ?	☐	☐
Avez-vous déjà eu des problèmes de mémoire quand vous fumez du cannabis ?	☐	☐
Des amis ou des membres de votre famille vous ont-ils déjà dit que vous devriez réduire votre consommation de cannabis ?	☐	☐
Avez-vous déjà essayé de réduire ou d'arrêter votre consommation de cannabis sans y parvenir ?	☐	☐

Avez-vous déjà eu des problèmes à cause de votre consommation de cannabis (dispute, bagarre, accident, mauvais résultat à l'école...) ? ☐ ☐

En principe, deux réponses positives doivent vous amener à vous interroger sérieusement sur les conséquences de votre consommation. Trois réponses positives ou plus devraient vous amener à demander de l'aide.

2 CB

Origine – Noms usuels

Origine chimique. Le « 2 CB » est une substance hallucinogène de synthèse, produite par un chimiste américain très connu, Alexandre Shulgin, de l'université de Berkeley, qui a créé jusqu'à présent environ 200 substances psychoactives à effets hallucinogènes. Il a décrit toutes ces substances dans son livre *Phikal* en 1991. Sa formule chimique (2,5-diméthoxy-4-bromophényléthylamine) montre beaucoup de similarités avec celle de la mescaline, produit actif du cactus mexicain nommé peyotl.
Le 2 CB est classé dans les stupéfiants.
Il est connu sous diverses appellations : Ève, Vénus, Nexxus, Erox.

Propriétés générales

Il s'agit d'une drogue hallucinogène et aphrodisiaque. Le 2 CB augmente le désir et les performances sexuels. Il est recherché pour cette action aussi bien par les hommes que par les femmes.
L'association avec d'autres substances psychoactives est particulièrement dangereuse. Il est parfois confondu avec l'ecstasy, car l'abréviation « XTC » qui est en général utilisée pour désigner l'ecstasy est aussi employée pour le 2 CB. Il est vendu en comprimés de 5 à 20 mg. Il est parfois mélangé à de la caféine ou à des amphétamines.

Histoire

Le 2 CB a été synthétisé en 1974 par Alexandre Shulgin. Il a fait son apparition dans les rave-parties en Floride dans les années 1990 et en Europe dans les années 1995.

Les effets physiques et psychiques

Les effets peuvent varier selon les sujets, les doses et les modalités de consommation. Son action est rapide puis dure trois à six heures. Elle est plus puissante que celle de l'ecstasy.

Effets physiques :
- troubles de la coordination, troubles digestifs ;
- hypersalivation, hypersécrétion des muqueuses ;
- accélération du rythme cardiaque, hypertension artérielle ;
- augmentation de la température corporelle ;
- troubles de la concentration.

Effets psychiques :
- hallucinations visuelles colorées ;
- sensations psychédéliques ;
- distorsion des formes et des surfaces ;
- sensation d'augmentation de la perception extrasensorielle ;
- augmentation du désir et des performances sexuels.

Les dangers

Des mauvais « voyages » (bad trips) sont décrits. Le consommateur ne connaît pas les doses contenues dans les comprimés.
La conduite de véhicules est contre-indiquée.
L'association avec d'autres drogues est dangereuse.
Il y a un risque de décompensation psychiatrique chez des sujets fragiles : troubles psychotiques, état dépressif.
Aucun effet neurotoxique n'a été décrit, mais on dispose de peu de données scientifiques à l'heure actuelle.

Commentaires

Le 2 CB n'entraîne pas de dépendance physique ni psychique. Mais la tolérance (le besoin d'augmenter les doses pour obtenir les mêmes effets) s'installe très vite. Le 2 CB a été mis sur la liste des stupéfiants en France en 2002.

Chicha

Il n'était pas question dans cet ouvrage de traiter du tabac. Mais il m'a semblé important d'aborder la chicha ou narghilé, en raison des questions régulièrement posées lors des informations et des formations effectuées.

Origine – Noms usuels

Sur le plan étymologique, narghilé, narguilé, ou narjila vient de l'arabe. C'est d'ailleurs au Moyen-Orient que le narghilé est le plus souvent utilisé. Il fait partie de l'art de vivre oriental.
Au Liban, il est appelé *arguileh* et en Tunisie on trouve l'autre dénomination commune : *shisha, chicha*. En Iran, le narghilé se nomme *Ghelyan*. Tous ces termes désignent une pipe à eau traditionnelle.
Pour certains auteurs, le terme « narghilé » viendrait du sanskrit *narikera* devenu *nargil* (« noix de coco ») en persan ; les premiers narghilés auraient été faits dans une noix de coco. Et *shisha* viendrait du mot persan *shishe* (« verre ») ; les narghilés actuels ont souvent un corps en verre.
Son utilisation est très répandue en Turquie, en Afghanistan, au Moyen-Orient, en Asie et maintenant en Europe.
En Iran, il s'est répandu au XVIe siècle, après l'introduction du tabac par les Portugais.
Noms utilisés : narguilé, narghilé, nargile, narghileh ; shisha, chicha, sheesha, shishah ; hookah, hooka, huka, houkah, houka ; hubble bubbly, galyan, ghelyan, argila, boury, gouza.

Mode de fonctionnement

Le tabac fumé dans la chicha se nomme « tabamel ». C'est un mélange de 30 % de tabac, de mélasse et d'un arôme. Le tabamel est humide et parfumé. La fumée qui est inspirée est acidulée et aromatisée : menthe, pêche, fraise, abricot...

Le tabamel est déposé dans un bol, recouvert d'un papier d'argent. Celui-ci est percé de petits trous en plusieurs endroits. Le tabamel est alors chauffé à l'aide d'un charbon de bois allumé, déposé sur le papier d'argent. Après être chauffé à environ 450°, le tabamel va libérer de la fumée qui passera dans le corps du narghilé rempli d'eau puis sera aspirée par le fumeur.

Il ne s'agit pas d'une combustion comme dans la cigarette. Dans une cigarette, la température monte à 950°. Le docteur Kamal T. Chaouachi parle de distillation du tabac. L'eau va refroidir la fumée et retenir une partie des composants du tabac. Mais la fumée froide pénètre plus profondément dans les poumons.

En Orient, la pratique du narghilé est très culturelle : c'est un moment de partage, d'échange et de convivialité.

Les effets

On retrouve avec la chicha les effets et méfaits du tabac. Il y a une production importante d'oxyde de carbone, et comme dans la cigarette, une production de nicotine et de goudrons, laquelle n'est pas plus forte que dans les cigarettes, mais les volumes inspirés sont plus importants.

Le professeur Dauzenberg, dans son *Enquête sur le mode de consommation de la chicha (narguilé) en 2007 en France*, dit que « les mesures de CO dans les bars à chicha sont 4 à 8 fois les niveaux d'alerte à la pollution dans les villes ».

Le monoxyde de carbone (CO) est un gaz dangereux. Après avoir été inhalé, il se lie facilement à l'hémoglobine des globules rouges, pour former de la carboxyhémoglobine : les globules rouges ne peuvent plus transporter l'oxygène vers les organes. Dès que le taux de carboxyhémoglobine atteint 5 %, il peut y avoir des symptômes d'intoxication : maux de tête, malaises, palpitations, vision floue.

La production de monoxyde de carbone d'une séance de 45 minutes de chicha équivaut à celle de quarante cigarettes. Deux cas d'intoxication aiguë, ayant entraîné un coma, sont survenus à Toulouse.

Il est à noter qu'au Moyen-Orient le narghilé est souvent fumé sur des terrasses ouvertes ou en plein air, ce qui n'était pas le cas des bars à chicha en France. Depuis le 1er janvier 2008, la chicha ne peut être fumée qu'en terrasse et non plus dans des endroits publics fermés.

L'OMS précise que la pratique du narghilé chez des jeunes peut être une porte d'entrée vers un tabagisme plus dur.
Il faudrait certainement des études complémentaires pour évaluer la dangerosité de la chicha et la comparer aux dangers de la cigarette.
Il faudrait aussi doser d'autres composants inspirés que la nicotine ou les goudrons.
Le professeur Molimard, professeur honoraire de physiologie et coordinateur du DIU de tabacologie à la faculté de Paris, remet en cause le rôle de la nicotine dans la dépendance tabagique, par ses expériences classiques de recherche de dépendance avec des souris.
On place un système avec une pédale qui injecte le produit étudié à une souris. Quand le produit est toxicomanogène comme la cocaïne, la souris appuie des centaines de fois sur la pédale pour recevoir une nouvelle dose, jusqu'à en mourir. Avec la nicotine, la souris n'appuie pas sur la pédale. Le professeur démontre ainsi que ce n'est pas la nicotine qui induit une dépendance tabagique. Il y a certainement une autre explication à la dépendance du tabac.
Par ailleurs, pour lui le taux des goudrons ne renseigne pas sur les réels dangers cancérigènes du tabac. Ce sont les nitrosamines contenus dans le tabac qui sont réellement cancérigènes. Ils sont présents à des doses infinitésimales. Les taux de nitrosamines ne figurent pas sur les paquets de cigarettes.
Les nitrosamines peuvent représenter la dix millième partie du poids des goudrons. Les taux de goudrons figurant sur les paquets de cigarettes ou de tabamel ne reflètent pas le risque cancérigène du produit. Certaines cigarettes dites légères possèdent en fait un taux de nitrosamines élevé.

Risques encourus

– Risque de transmission de maladies infectieuses si l'embout n'est pas changé ;
– augmentation du taux d'oxyde de carbone inhalé ;
– risque cancérigène augmenté ;
– augmentation des bronchites chroniques et des pathologies cardio-vasculaires.

Le docteur Thomas Eissenberg, de l'université de Virginia, écrit : « Une session de chicha durant approximativement 45 minutes délivre 36 fois plus de goudrons, 15 fois plus de monoxyde de carbone et 70 % de nicotine de plus qu'une cigarette. »

Commentaires

La chicha est très en vogue dans la population jeune. Celle-ci pense à tort que fumer un narghilé est moins mauvais pour la santé que fumer des cigarettes. Le goût acidulé et parfumé de la fumée est trompeur et cache la nocivité de cette pratique.

Cocaïne

Origine – Noms usuels

Origine végétale.
La cocaïne est un alcaloïde (c'est-à-dire une substance organique azotée d'origine végétale, à caractère alcalin et présentant une structure complexe) extrait de la feuille de l'arbre à cocaïer, dont le nom commun est *Erythroxylon coca*. Il s'agit d'un arbuste de 1 mètre à 1,50 mètre qui pousse le long de la cordillère des Andes, avec une prédominance en Colombie et au Pérou, mais également au Brésil dans la vallée de l'Amazonie.
La feuille vert foncé de cet arbuste contient des alcaloïdes (de 0,5 à 3 %) dont l'un est la cocaïne. Bien que poussant à l'état sauvage, le cocaïer est cultivé, généralement entre 500 et 1 500 mètres d'altitude en climat humide.
La cocaïne est extraite de la feuille en trois étapes. La première a lieu sur le site de production. Les feuilles hachées sont mises à macérer dans l'eau avec une base forte. Un solvant organique est ajouté (essence, acétone, kérosène). Les feuilles sont retirées et de l'acide sulfurique est ajouté, permettant la dissolution des alcaloïdes dans la phase aqueuse. Le solvant organique est éliminé et la solution est alcalinisée, entraînant la précipitation des alcaloïdes. Cela donne une forme de cocaïne connue sous le nom de « pâte à coca » (pasta).
À partir de là, la pasta peut être traitée chimiquement pour obtenir de la « cocaïne base » ou cocaïne cristalline (chlorhydrate de cocaïne). La pureté de la cocaïne saisie varie de 60 à 90 %.

Le chlorhydrate de cocaïne est aussi appelé poudre blanche, neige, coke, coco. Prise surtout par voie nasale, parfois injectée par voie sous-cutanée ou intraveineuse.

Propriétés générales

C'est une drogue excitante, stimulante du système nerveux central, en particulier des centres nerveux psychiques et sensoriels. Elle produit un état d'alerte. La cocaïne est un anesthésique local (elle est utilisée comme anesthésique de surface dans certaines chirurgies), une substance qui diminue la faim, la fatigue.
Comme pour l'héroïne, son trafic, sa détention et son usage sont interdits par la loi n° 70-1320, modifiée par le Nouveau Code de procédure pénale.
La cocaïne se présente sous forme d'une poudre blanche soluble dans l'eau, qui est consommée surtout par voie nasale (sniff), parfois injectée par voie sous-cutanée ou intraveineuse. L'application sur les muqueuses (anales, vaginales) est également une voie d'absorption efficace, contrairement à l'application cutanée. La poudre peut aussi être fumée, mais la chaleur détruit en partie le produit actif (ce qui est la principale différence avec le crack).
Certains toxicomanes utilisent des « speedballs », un mélange de cocaïne et d'héroïne pris par injection intraveineuse, afin de compenser les effets de l'héroïne par ceux de la cocaïne.

Histoire

L'histoire de la coca remonte à 2500 avant Jésus-Christ, en Amérique du Sud. Elle provient d'une plante importante chez les Incas dans la vie tant religieuse que sociale. Elle apporte de l'endurance, la résistance au froid, à la faim et à la douleur. Elle est utilisée dans la célébration de tous les rites religieux, de fécondité, de sexualité, de mariage, d'enterrement.
Cependant, l'usage de la feuille de cocaïer était réservé aux prêtres et aux aristocrates.

La cocaïne peut être administrée par mastication des feuilles (habitude séculaire), mais cette façon de procéder aboutit à des taux sanguins faibles.

La cocaïne sera isolée par le chimiste allemand Friedrich Gaedcke en 1859. Elle sera identifiée en 1860 par un autre chimiste allemand, Albert Nieman.
En 1884, Freud publie le premier de ses cinq articles sur la cocaïne : « Über Coca ». Le médecin s'intéresse beaucoup à la cocaïne, et en consomme lui-même.
Il la propose dans le traitement de plusieurs maladies : hystérie, hypochondrie, neurasthénie, troubles digestifs, asthénie, affections fébriles, lutte contre la syphilis, asthme et mal des montagnes. Il décrit aussi les effets aphrodisiaques de la cocaïne. Il écrit à sa fiancée, Martha Bernays : « Si tu es prête, tu verras qui est le plus fort, de la douce petite fille qui ne mange pas suffisamment ou du grand homme sauvage qui a de la cocaïne dans le corps. »
Freud fait l'apologie de la cocaïne dans ses premiers articles, avant de la proscrire dans l'article « Cocaïnomanie et cocaïnophobie ». Il continue à prendre de la cocaïne jusqu'en 1895.
La cocaïne sera aussi utilisée en ophtalmologie, comme anesthésique local. C'est le premier anesthésique local utilisé en médecine.
La substance est aussi prescrite à cette époque dans les cures de sevrage des morphinomanes et des alcooliques.
Dès 1865, de nombreuses boissons à base de vin dans lesquelles ont infusé des feuilles de cocaïer sont commercialisées. En 1871, le marché est dominé par le vin Mariani, du nom du pharmacien Angelo Mariani qui eut l'idée de commercialiser ce vin en s'associant à un médecin, Charles Fauvel, ce qui lui confère une légitimité médicale (qui a permis l'émission d'un brevet).
Inventé en Corse en 1863, issu du mélange de vin de Bordeaux et d'extrait de coca, ce vin n'est qu'une des nombreuses productions de Mariani puisqu'en 1890 son officine du boulevard Haussmann à Paris propose des pastilles à la cocaïne, des infusions de cocaïer, un élixir, des toniques à la coca. La publicité vantant la coca et ses applications thérapeutiques est fréquente dans la presse de l'époque.
De nombreuses personnalités des arts, de la littérature et de la politique apportent leur appui au vin Mariani : Thomas Edison, Jules Vernes, Émile Zola, le prince de Galles et même le pape Léon XIII que ne quittait pas sa fiole.
Aux États-Unis, un pharmacien, John Pimberton, mit sur le marché en 1885 un vin français à la coca, puis il fit une boisson sans alcool

avec de la noix de cola africaine. Succès foudroyant du Coca-Cola, à la « coke ».
En 1906, il enlève la coca et la remplace par de la caféine. Depuis, le produit sans alcool ni feuille de cocaïer connaît un grand succès.
Le Harrison Narcotic Act de 1914 aux États-Unis classa coca et cocaïne dans les stupéfiants.

Les effets physiques et psychiques

Le « flash » (l'effet violent survenant rapidement après la prise, et durant peu : 30 à 120 secondes) est suivi :
– d'euphorie, d'une excitation intellectuelle, physique et sexuelle ;
– d'un augmentation du débit verbal ;
– d'une impression de puissance mentale et physique ;
– d'une disparition de la sensation de faim.
Quand les effets s'estompent (« descente »), le retour à la réalité s'accompagne de dépression, de perte de dynamisme.

Effets toxiques aigus

• Effets cardio-vasculaires :
– douleur thoracique, essoufflement ;
– palpitations, troubles du rythme cardiaque, transpiration ;
– cyanose, ralentissement du pouls ;
– œdème pulmonaire, infections pulmonaires, bronchiolites ;
– infarctus ;
– arrêt cardiaque.

• Effets psychiatriques :
– anxiété, insomnie ;
– agitation, violence ;
– dépression, suicide ;
– psychose, hallucinations ;
– paranoïa.

• Effets neurologiques :
– vertiges, étourdissements, syncopes ;
– tremblements, maux de tête, céphalées pseudo-migraineuses ;
– mouvements anormaux, bruxisme ;

– chorée, mouvements anormaux, contractures musculaires ;
– crises convulsives, léthargie ;
– coma ;
– accidents vasculaires cérébraux, hémorragies cérébrales.

• Effets divers :
– troubles de la vue, mydriase ;
– serrement de gorge, congestion nasale ;
– nausées, vomissements ;
– douleurs abdominales ;
– faiblesse, fièvre, frissons ;
– douleurs musculaires, dorsales ;
– nécrose hépatique ;
– atteinte immunitaire ;
– atteinte sanguine ;
– altérations hormonales ;
– ischémies gastro-intestinales ;
– rhabdomyolyse (destruction musculaire, pouvant entraîner une atteinte rénale) ;
– lorsqu'une femme enceinte consomme de la cocaïne durant sa grossesse : poids de naissance faible, hémorragie rétro-placentaire, crises d'épilepsie, mortalité augmentée du fœtus.

Pathologie chronique

Les signes caractéristiques que présente un utilisateur chronique de cocaïne sont une congestion nasale et le nez qui coule, les narines gercées et une atrophie de la cloison nasale avec perte d'olfaction, pouvant mener à une perforation de la cloison nasale. Cachexie (amaigrissement), apathie intellectuelle, décompensations psychiatriques, délire paranoïaque.

Commentaires

La dépendance à la cocaïne est très rapide car il s'agit d'une des drogues les plus addictives. On estime que 10% des personnes ayant une consommation récréative deviendront des consommateurs abusifs ou dépendants. Il n'existe pas de traitement de substitution de la cocaïne. Les séquelles cérébrales peuvent être graves et perdurer durant de très nombreuses années.

Crack

Origine – Noms usuels

Origine végétale.
Le crack est du sulfate de cocaïne. Il est non soluble dans l'eau. Il s'obtient en chauffant, jusqu'à ce qu'il fonde, un mélange de poudre de cocaïne, de bicarbonate de soude et d'ammoniaque. Ce simple procédé chimique permet de transformer le chlorhydrate de cocaïne en cocaïne base. En séchant, les gouttes épaisses obtenues donnent un produit consistant qui ressemble à un caillou : le crack. On l'appelle crack parce que quand il est chauffé il produit un craquement.
Il est aussi appelé freebase, rock, bazzuko, caillou, youca, roche, galette...

Propriétés générales

L'usager va chauffer les cristaux de crack dans une pipe spéciale ou dans un ustensile fabriqué et respirera les vapeurs, qui seront absorbées par les alvéoles pulmonaires.
La surface d'échange alvéolaire dépasse les 80 mètres carrés, ce qui est bien plus considérable que la surface de la muqueuse nasale (20 à 30 centimètres carrés).
L'action de la drogue est très rapide et très violente. Le sang artériel quitte les poumons, transite par le cœur, et l'aorte le conduit directement au cerveau.
Plus rarement, le crack peut être injecté.
La consommation induit très rapidement une dépendance. Le craving est majeur dans cette addiction. Les pistes actuelles de traitement des utilisateurs de cocaïne ou de crack sont des médicaments qui diminuent le craving.

Histoire

La cocaïne ne peut être fumée, car 99 % du chlorhydrate de cocaïne est détruit par la chaleur. Cependant des Américains ont vu fumer la cocaïne base (pasta) en Amérique du Sud. Ils mettent au point un procédé qui, au moyen d'éther, puis plus tard d'ammoniaque, permet de transformer la cocaïne (chlorhydrate) en un agglomérat solide et fumable : la *free base* (« base libre »). Une publication underground de 1970, *The Gourmet Cokebook*, explique déjà le procédé.
Dans les années 1980, la CIA pense avoir trouvé le moyen d'éradiquer la consommation de cocaïne : elle obtient une politique d'embargo de l'éther et de l'acétone vis-à-vis des pays d'Amérique latine. La pénurie de ces deux éléments conduit les trafiquants à proposer un produit tiré d'une cocaïne base retraitée avec de l'ammoniaque, qui conserve l'aspect pierreux et brunâtre de la cocaïne base : le crack. C'est un produit beaucoup moins cher, qui va inonder les États-Unis dans les années 1980, puis l'Europe, via les Antilles.
Aux Antilles, à cette période, est inventé un procédé de fabrication du crack avec de la pasta, du rhum et du bicarbonate de soude. C'est moins dangereux que le free basing, procédé explosif dans lequel on utilise de l'éther. De nombreux consommateurs, parfois célèbres, se sont brûlé le visage en pratiquant le free basing.

Les effets

Les effets du crack sont beaucoup plus intenses et rapides que ceux de la cocaïne (sniffée ou injectée). La dépendance psychique est très forte et s'installe en quelques jours.
Mais les effets sont assez semblables :
- sensation de plaisir et de bien-être, excitation ;
- impression de grande énergie ;
- sentiment d'invincibilité, euphorie ;
- troubles de la coordination des mouvements ;
- hallucinations visuelles, auditives (cas de consommations répétées) ;
- tendance à la violence (consommations répétées) ;
- réflexes très vifs ;
- perte d'appétit ;
- sécheresse de la bouche et de la gorge ;

– fièvre ;
– troubles du rythme cardiaque et de la tension artérielle ;
– difficultés respiratoires ;
– réduction de la performance sexuelle pour certains et augmentation pour d'autres.

Les dangers liés à un usage régulier
– Par injection, risque de contracter une infection grave ;
– risques de rapports sexuels non protégés ;
– lésions cutanées (aux mains et aux lèvres) liées aux pratiques de consommation ;
– état dépressif sévère, avec passage à l'acte suicidaire ;
– hallucinations et comportements violents (viols, agressions, homicides), symptômes paranoïaques ;
– états d'épuisement physique et psychique avec une altération de l'état général ;
– graves altérations des voies respiratoires ;
– arrêts respiratoires et/ou cardiaques pouvant entraîner la mort ;
– neurotoxicité (dégénérescence des neurones) importante.

Commentaires
Le crack entraîne une dépendance psychique et physique. La dépendance est forte et survient rapidement. Le crack est bon marché et se répand de plus en plus en France, surtout dans des milieux défavorisés. La déchéance physique et psychique est rapide. Des protocoles de soins sont testés partout dans le monde, afin de mieux soigner les consommateurs de crack. Il n'existe pas de traitement de substitution du crack.

Datura

Origine – Noms usuels
Origine végétale.
Les daturas sont des plantes du genre *Datura* appartenant à la famille des Solanacées, originaires d'Amérique du Sud ou de l'Inde selon

les espèces. Ce sont des plantes de 40 centimètres à 2 mètres de haut, dont tous les organes sont riches en alcaloïdes.
Leur nom vient du persan *Tat* ou *Tatula* qui veut dire « piquant », transformé par les Arabes en *Datura*.
En Europe, le datura stramoine est le plus courant. Il produit de juillet à octobre de grandes fleurs blanches en forme de trompette, qui laisseront place à des fruits sous forme de grosse capsules ovoïdes épineuses renfermant un grand nombre de graines noirâtres. C'est une plante très prisée pour son aspect décoratif. Malodorante, elle est aussi vénéneuse, cependant on la cultive pour les besoins de l'industrie pharmaceutique.
Le datura peut être mastiqué, ingéré ou fumé.
On l'appelle également stramoine, herbe du diable, pomme épineuse, herbe aux sorciers, herbe aux taupes.

Propriétés générales

L'ensemble de la plante est toxique et renferme des alcaloïdes : l'hyoscyamine en est le principal ; la scopolamine et l'atropine sont présentes en moindre quantité.
L'industrie pharmacologique exploite ses propriétés médicinales : le datura possède des propriétés parasympatholytiques (elles s'opposent à l'action du système nerveux parasympathique – partie du système nerveux qui contrôle, avec le système sympathique, le fonctionnement des viscères et les fonctions vitales : respiration, circulation, digestion, excrétion). Il possède aussi des propriétés spasmolytiques (il calme les crampes, diminue les sécrétions glandulaires et augmente le calibre des bronches). Enfin, le datura est employé pour traiter l'asthme (sous forme de cigarettes et de comprimés) et les sécrétions intenses des bronches.

Histoire

Dans la pharmacopée chinoise, les fleurs sèches du datura métel sont officiellement prescrites et utilisées comme traitement sédatif, antispasmodique, antiasthmatique et anesthésique.
Pendant l'Antiquité, les prêtres d'Apollon à Delphes prenaient de petites quantités de feuilles de datura pour obtenir l'inspiration au cours des rituels prophétiques.

En 38 avant Jésus-Christ, les soldats de l'armée de l'empereur romain Antoine perdirent le contrôle de leurs sens après avoir mangé du datura pendant leur retraite d'un champ de bataille.
La plante possède une mauvaise réputation qui vient des premières époques de l'histoire indienne et russe. Les voleurs russes mélangeaient ses graines moulues à de l'eau et les donnaient à ingérer aux victimes choisies avant de les détrousser. En Inde, une recette similaire était utilisée par les membres d'une secte religieuse, les « thugs », qui tuaient au service de la déesse destructrice Kali.
En 1666, près de la ville de Jamestown en Virginie, des soldats furent intoxiqués en masse après avoir consommé du datura stramoine en salade. Pour les contrôler, on les emprisonna durant onze jours. En conséquence, la plante devint connue sous le nom de «Jamestown weed» qui évolua en «Jimson weed» (*weed* = « mauvaise herbe »).
Le datura est utilisé par certaines ethnies d'Amérique à des fins médicinales ou lors de rituels initiatiques. Elle figure notamment dans la composition du *wysoccan*, une préparation intervenant dans les rituels de passage à l'âge adulte des jeunes garçons chez les Indiens Algonquins.
L'usage du datura a probablement été introduit dans l'Europe médiévale par les gitans qui l'ont rapporté d'Inde. Ils le fumaient pour éprouver des hallucinations.

Les effets physiques et psychiques

À faible dose, le datura provoque une mydriase (dilatation des pupilles), une diminution des sécrétions, une diminution du péristaltisme entraînant la constipation, une accélération du rythme cardiaque, une dilatation des bronches. Le sujet présente par ailleurs une sécheresse de la bouche, une élévation de la température, une rétention d'urine, des nausées voire des vomissements, des rougeurs de la peau, des troubles de la vision.
L'ingestion de datura (une vingtaine de graines, ou une partie de la plante) entraîne un délire hallucinatoire de plusieurs heures, accompagné d'un syndrome confusionnel avec désorientation temporo-spatiale.

Les dangers immédiats (surdose)

De fortes doses peuvent entraîner le décès par troubles du rythme cardiaque et respiratoire après des convulsions.

Commentaires

De très petites quantités suffisent pour déclencher une intoxication grave : l'ingestion de 4 à 5 grammes de feuilles suffit pour tuer un enfant. Or les plants de datura sont fréquemment rencontrés en France, en raison de leurs qualités ornementales.

DMX

Origine – Noms usuels

Origine chimique.
Le dextrométhorphane (DMX) est un médicament en vente libre souvent prescrit pour soulager la toux rencontrée dans un rhume ou une grippe. De très nombreuses spécialités antitussives contiennent du DMX. Le dextrométhorphane déprime le centre cérébral de la toux et donc diminue le réflexe de la toux. Mais il n'agit pas au niveau du centre cérébral de la respiration et donc ne provoque pas de trouble respiratoire. Les doses consommées par les utilisateurs sont cent fois plus élevées que les doses médicalement prescrites.
Les usagers de drogue l'associent souvent à de l'ecstasy.
Il est appelé dans la rue : DM, DMX, DKM, vitamine D, dex, tussin, robo, triple C.

Propriété générales

Il s'agit d'un produit analogue à la codéine (antitussif, alcaloïde du pavot). Pour devenir psychoactif, il doit être transformé par une enzyme en DXO (un autre produit psychoactif). Cette enzyme n'est pas active chez un petit pourcentage de la population.
À très fortes doses, c'est un anesthésiant, il peut entraîner des troubles psychotiques.
Certains antidépresseurs comme les IMAO, la fluoxétine, la paroxétine, inhibent l'enzyme qui dégrade le DMX et donc augmentent sa concentration dans le sang.

Histoire

C'est en 1894, aux États-Unis, qu'un pharmacien, M. Richardson, commercialise un remède contre le rhume et la pneumonie. Il l'appelle Vicks Vapo Rub®, en hommage à son beau-frère, le docteur Joshua Vicks. Le remède est introduit en France en 1950. Il connaît alors un succès mondial. C'est un produit licite, en vente libre.

En France, il n'est pas classé comme stupéfiant, mais l'usage détourné dont il fait l'objet est punissable par les lois. La forme comprimés a été retirée de la vente aux États-Unis en 1973. Il est plus difficile d'abuser de la forme sirop.

Dans les années 1980, il circulait déjà dans les milieux punk.

Les effets

Consommé à faibles doses, le DMX a des effets proches de ceux de l'alcool : désinhibition, euphorie, excitation, ivresse, empathie.

À doses plus fortes (cent fois la dose antitussive) : modification de la réalité et de la conscience, désorientation temporo-spatiale, sensation d'extra-corporalité, troubles de la coordination motrice, sensation de se mouvoir comme un robot, parfois anxiété et vécu très désagréable, hallucinations, parfois attaques de panique ; troubles sexuels, perte d'appétit, nausées, vomissements, diarrhées, hyperthermie (augmentation de la température corporelle), démangeaisons cutanées.

En cas de surdosage (souvent nécessaire pour atteindre l'effet psychotrope recherché), on observe des symptômes modérés liés à l'action du DMX sur le système nerveux central : somnolence, confusion, mouvements incoordonnés, agitation, hallucinations visuelles et auditives, dissolution complète de la réalité, dissociation du corps et de l'esprit. Sur le plan physique : un pouls accéléré, des pupilles dilatées, un nystagmus, des vertiges, des nausées et des vomissements. Dans quelques cas, des évolutions graves avec coma, convulsions et hypertension massive ; rhabdomyolyse (destruction du tissu musculaire). À distance, on a pu observer des états psychotiques.

Commentaires

Il n'y a pas de dépendance physique, mais une dépendance psychique peut s'installer. L'utilisation avec les antidépresseurs fluoxétine (Prozac®) et paroxétine (Déroxat®) est dangereuse.

Ecstasy

Origine – Noms usuels

Origine chimique : l'ecstasy est dérivé des amphétamines.
La MDMA (3-4 méthylène dioxymétamphétamine) est proche de l'éphédrine, des amphétamines et de la mescaline, d'où ses propriétés psychostimulantes et hallucinogènes.
On parle de l'ecstasy comme d'une *designer drug*, «drogue de synthèse». L'ecstasy est de fabrication simple et rentable. Il est facile de modifier la formule chimique de base pour avoir un autre produit avec des propriétés légèrement différentes. La MDMA est la plus fréquente. Mais on peut trouver d'autres molécules : MDA, TMA, STP, PMA, DOB, DOET, MBDB, 2CB, MDEA…
L'ecstasy est connue sous de très nombreuses dénominations : ecta = XCT = CK (Calvin Klein), essence = E, Adam, air ball, blue jay, californian sunset, clarity, dove, earth ball, empathy, hug, drug, fantasy, paradise, love drug (pilule de l'amour), M & M, MDM, MDMA X, XTC, yuppie drug, Venus, zen, EX, STC, chamalow.

Propriétés générales

L'ecstasy a donc des propriétés stimulantes, pertubatrices des sens et hallucinogènes. Elle n'a aucun usage médical.
Elle est fabriquée dans des laboratoires clandestins en Europe de l'Est, en Asie, en Hollande, en Belgique, au Canada… et est vendue sous forme de comprimés ou de gélules de 50 à 150 mg de toute couleur. Le produit est souvent coupé avec d'autres produits psychoactifs comme le LSD ou avec des produits dangereux. La diffusion et la banalisation de l'ecstasy inquiètent les professionnels de la santé et les pouvoirs publics de tous les pays.

Histoire

La MDMA a été synthétisée pour la première fois en 1898 par Fritz Haber en Allemagne. Le brevet fut déposé en 1914, par le laboratoire Merck, comme modérateur de l'appétit. Elle aurait été utilisée par l'armée allemande durant la Seconde Guerre mondiale. L'ecstasy n'obtiendra jamais son autorisation de mise sur le marché.

La diffusion de la MDA, puis de la MDMA, dérivé amphétaminique hallucinogène, surnommée « pilule de l'amour », marque la révolution des drogues de synthèse, qui commence véritablement au début des années 1980.
La MDMA apparaît vers 1985 aux États-Unis dans les techno parades. Sous le nom d'ecstasy, la « love drug » se répandra rapidement en Europe dans les rave-parties et les discothèques ; elle est associée à la musique techno. Elle touche une population jeune, qui sous-estime les dangers de l'ecstasy.

Les effets immédiats

Il s'agit d'une hyperstimulation de tout l'organisme.
L'usager devient agité, hyperactif, il n'éprouve aucune sensation de sommeil, de faim ou de fatigue.
Il ressent parfois une anxiété, voire des attaques de panique (« bad trip »), des troubles de l'humeur.
S'y ajoute une hyperthermie. La température corporelle augmente la tension musculaire.
Les réflexes sont plus rapides. On observe parfois des contractions musculaires et des tremblements.
Le sujet souffre généralement d'un manque d'appétit persistant et, parfois, de nausées.
On observe souvent des troubles de la conscience, une perception altérée du corps et de ses limites ; des difficultés de concentration, de jugement, de l'attention ; parfois des hallucinations visuelles et auditives.
À cela s'ajoutent des difficultés de la marche, des maux de tête, des douleurs musculaires et le besoin d'uriner ; une augmentation de la tension artérielle, une accélération du rythme cardiaque, la contraction des muscles de la mâchoire ; la peau devient moite et la bouche sèche. Peuvent survenir également des troubles hépatiques, une hépatite fulminante.
Des crises d'épilepsie sont une des complications neurologiques courantes de la prise d'ecstasy.
L'utilisation de comprimés d'ecstasy dans les rave-parties peut entraîner des problèmes de santé sérieux. L'ecstasy augmente la température corporelle, provoque une déshydratation, des nausées et un état

d'épuisement. En effet, durant une rave-party les jeunes vont danser sur un rythme techno durant une très longue période, et ce, dans une atmosphère souvent surchauffée. Ils ne s'hydratent pas toujours assez et souvent consomment aussi de l'alcool, ce qui majore la déshydratation. Ces déshydratations sont parfois très graves et peuvent nécessiter une hospitalisation.
Les effets indésirables de l'ecstasy ont également des répercussions sur la conduite. L'effet stimulant de l'ecstasy induit un comportement agressif et modifie la perception de la réalité. Le conducteur est facilement ébloui par les phares. En outre, l'absence de sensation de fatigue donne une fausse sécurité au consommateur, qui peut, après l'effet du produit, avoir des moments d'abattement et de grande fatigue. Le risque d'accident de la route après des soirées techno augmente.

Les effets à long terme

Diminution du besoin de sommeil, perte d'appétit, repli sur soi, états d'épuisement, agitation, diminution du désir sexuel, troubles de la parole. Les effets les plus inquiétants sont les effets à long terme sur le fonctionnement du cerveau. Nous savons depuis quelques années que la consommation répétée d'ecstasy entraîne une destruction des terminaisons sérotoninergiques et dopaminergiques du cerveau, ce qui entraîne des conséquences neuropsychiatriques : états dépressifs avec passage à l'acte suicidaire, fluctuations de l'humeur, troubles de la concentration et de la mémoire. Nous savons aussi que la destruction des terminaisons dopaminergiques prédisposerait à la maladie de Parkinson.
Sur le plan physiologique, on observe des pertes de poids, des tics nerveux, des tremblements ainsi que des infections qui peuvent être plus fréquents. Chez les femmes s'ajoute une perturbation des règles.
Il y a aussi des accidents psychiatriques, avec des épisodes psychotiques authentiques.
Nous voyons assez souvent des attaques de panique, qui peuvent durer des mois voire des années après un « bad trip », et parfois après consommation d'un seul comprimé d'ecstasy.
La consommation est particulièrement dangereuse pour ceux qui souffrent de troubles du rythme cardiaque, d'asthme, d'épilepsie, de

problèmes hépatiques, rénaux, de diabète, de problèmes physiques ou psychologiques.
Les mélanges avec du GHB, de la kétamine, de l'alcool, des médicaments (tranquillisants…), du cannabis, etc., augmentent les risques.

Commentaires

La MDMA, MDA et autres produits dérivés sont dangereux pour la santé. On déplore des morts durant les rave-parties. Les conséquences à long terme peuvent être catastrophiques. Mais très souvent les usagers méconnaissent ou sous-estiment la dangerosité de l'ecstasy.
La dépendance est psychique et non physique.

GHB

Origine – Noms usuels

Le GHB ou gamma-hydroxybutyrate est une substance naturelle présente dans le cerveau en très petites quantités. Le GHB augmente le taux de dopamine dans le cerveau et agit sur les endorphines (précurseurs endogènes des opiacés).
Mais vendu comme drogue, le GHB est une substance chimique synthétique produite dans des laboratoires clandestins. Comme les produits chimiques et les processus utilisés dans la fabrication du GHB varient, la pureté et la force du produit final sont inconstants et imprévisibles. Il est facile de fabriquer du GHB dans des laboratoires clandestins rudimentaires.
Le GHB se prend par voie orale. On le vend souvent sous forme liquide, transparente et incolore. Mais on trouve aussi du GHB sous forme de poudre blanche ou de gélules. Comme le GHB est un liquide inodore et sans saveur, il peut être mélangé à des boissons. Ses effets sédatifs empêchent les victimes de résister à une agression sexuelle. Voilà pourquoi on l'appelle parfois « drogue du viol ».
Autres noms : 4-hydroxybutanoate, fantasy, G, gamma-hydroxybutyrate, ecstasy liquide, liquid X (ces deux noms en raison de son effet socialisant qui rappelle l'effet empathique de l'ecstasy), grievous bodily harm, Quaalude d'origine végétale, salty water, scoop, soap, easy lay, vita-G, georgia home boy.

Propriétés générales

L'usage thérapeutique du GHB est essentiellement à visée anesthésique locale en gynécologie et chirurgie. Il a aussi été utilisé dans les traitements de l'insomnie, de la narcolepsie, de l'alcoolisme ou du syndrome de sevrage alcoolique. Il interagit avec les récepteurs GABA cérébraux.

Son usage est interdit au Canada et aux États-Unis.

Le GHB est recherché pour ses propriétés désinhibitrices : la personne qui en consomme est prête à tout essayer, elle ne ressent plus de pudeur, n'a plus de retenue. Le GHB a aussi des propriétés pseudo-aphrodisiaques et sédatives. Il a aussi été utilisé chez les culturistes pour améliorer leur masse musculaire.

Histoire

L'apparition du GHB remonte à 1961, quand Henri Laborit et ses collaborateurs ont réussi à le synthétiser. L'industrie pharmaceutique a produit du GHB de synthèse dans le but de le commercialiser comme somnifère et narcotique, ainsi que comme alternative au sevrage de l'alcool et des opiacés.

Les effets physiques et psychiques

Le GHB est consommé par voie orale, mais dans la littérature spécialisée on trouve quelques cas de prise par voie intraveineuse. Son absorption par voie orale est très rapide : entre 15 et 20 minutes. La concentration plasmatique maximum est atteinte en 60 minutes. L'élimination sous forme de dioxyde de carbone est très rapide, ce qui rend son dosage difficile.

Les effets du GHB varient selon la dose consommée :

– Une faible dose (inférieure à 2 g) provoque une relaxation musculaire. Si le GHB est mélangé avec de l'alcool, il peut entraîner une amnésie (perte de mémoire). Le consommateur est détendu et ressent une ivresse comparable à celle apportée par l'alcool. Les relations avec les autres paraissent plus faciles, une empathie se manifeste.

– Une dose moyenne (2 à 4 g) provoque une somnolence et une perturbation du contrôle moteur, avec parfois des pertes d'équilibre. Le contrôle du langage est altéré. Un effet relaxant induit le sommeil. Ces effets peuvent durer de 3 à 4 heures.

– Une forte dose (supérieure à 8 g) peut entraîner un coma profond.
Le GHB peut provoquer une amnésie (perte de mémoire), bien décrite par les jeunes filles violées.

Les dangers immédiats (surdose)

Une surdose peut ralentir le rythme respiratoire et cardiaque, donner des convulsions, provoquer un coma et parfois entraîner la mort. Il est parfois associé à d'autres drogues (amphétamines, cocaïne, ecstasy), ce qui accroît la dangerosité de la molécule.
Le GHB est un sédatif puissant, il peut induire un sommeil profond. Les usagers peuvent vomir durant ce sommeil et s'étouffer.

Le sevrage

Les consommateurs réguliers de GHB peuvent connaître des symptômes de sevrage lorsqu'ils arrêtent de consommer soudainement du GHB. Ils peuvent éprouver des effets désagréables et potentiellement dangereux.
On peut observer :
– de l'anxiété, de la confusion mentale (désorientation temporo-spatiale, propos confus, perte de repères) ;
– des troubles délirants (hallucinations) ;
– de la paranoïa (sentiment d'inquiétude, de persécution, d'hostilité ou de peur) ;
– une insomnie, des tremblements et des crampes musculaires ;
– des troubles digestifs : des nausées, des vomissements et de la diarrhée ;
– une hypertension artérielle, des sueurs.
La mort peut survenir durant un sevrage du GHB.

Commentaires

Le GHB est connu pour son utilisation criminelle comme la drogue des violeurs. Mais il est souvent utilisé dans les rave-parties et autres lieux festifs. Il est souvent consommé pour augmenter la libido.
Les risques d'arrêt respiratoire sont plus fréquents quand il est associé à l'alcool, à des tranquillisants ou des antidépresseurs, même à des doses modérées.

HÉROÏNE

Origine – Noms usuels

Origine végétale.
C'est à partir du pavot (*Papaver somniferum*) que l'on extrait l'opium. Puis, par transformation chimique, on obtiendra de la morphine, qui est un alcaloïde du pavot. L'héroïne est un dérivé de la morphine, obtenu par transformation chimique. C'est du diacéthyl-morphine.
Elle a été synthétisée par C. R. Wright en 1874 à Londres. La société allemande Bayer en a commencé la production en 1898. Ce produit est utilisé dans un premier temps pour traiter la tuberculose. Elle est décrite comme une médication énergique, soit *heroisch* en allemand («très efficace»), d'où son nom français d'héroïne.
Elle est connue sous différents noms : héro, cheval, blanche, bombe, brown, fée blanche, limonade, meumeu, rabla, drepou, dré...

Propriétés générales

L'héroïne entraîne une dépendance psychique et physique. Elle peut être injectée par voie intraveineuse (shoot, fix), par voie sous-cutanée, sniffée ou fumée. C'est une drogue dangereuse qui peut entraîner la mort par surdose.
Elle se présente sous la forme d'une poudre blanche vendue en petits paquets. Dans les faits, elle est très souvent diluée avec du sucre, de la farine, des talcs, de la quinine, de l'aspirine, des sels de plomb, du mannitol, de l'amidon, de l'Ajax®, du Cif®. Le plus souvent, on retrouve 5% d'héroïne, mais cela peut monter à 25% de produit actif. Lorsqu'un produit fortement dosé en héroïne arrive sur le marché, nous voyons fréquemment des surdoses, parfois mortelles. La dernière a eu lieu à Saint-Denis en juillet 2008. L'échantillon analysé montrait une héroïne à 30% de produit actif. Soit cinq fois la dose habituelle.
Sa consistance est parfois légèrement granuleuse. Brune ou rose («brown sugar»), elle est souvent associée à des excitants : caféine, strychnine.
Son trafic, sa détention et son usage sont interdits par la loi n° 70-1320. Elle pose un grand problème de santé publique, en raison de la propagation du virus du sida et de l'hépatite C, chez les injecteurs.

Histoire

Après 1898, l'héroïne durant dix ans a été bien acceptée dans le monde médical. Puis les cas de dépendance à l'héroïne augmentèrent. Aux États-Unis, la Chambre des représentants en interdit la fabrication, l'importation et la vente en 1920.
Les premières injections intraveineuses débutèrent dans les années 1920. L'utilisation diminua, mais le trafic continua. C'est avec la guerre du Vietnam que l'héroïne redeviendra à la mode et sera diffusée aux États-Unis et dans les pays européens.
L'héroïne fut souvent consommée dans le milieu de la Beat generation par des auteurs comme Jack Kerouac, William Burroughs.
De même, elle fut très en vogue dans le milieu des jazzmen comme Charlie Parker. Celui-ci mourut le 12 mars 1955, à 34 ans, de ses excès d'héroïne et d'alcool.
Puis dans les années 1970 et 1980, des artistes rock furent associés à l'héroïne, et certains en moururent : Jimi Hendrix mourut d'une surdose de barbituriques, Janis Joplin succomba à un mélange fatal de tequila et d'héroïne, Jim Morrison mourut de surdose. Le chanteur Kurt Cobain, une semaine avant de se suicider, fit une surdose.
C'est le plus puissant des produits dits toxicomanogènes. Il ne sera retiré de la pharmacopée française qu'en 1970.

Les effets physiques et psychiques

Effets aigus de l'héroïne :
- l'injection intraveineuse entraîne une jouissance paroxystique, nommée flash, qui dure une minute ;
- état d'euphorie, de bien-être (ce que l'usager nomme « planer »), sans douleur ni anxiété ; avec mise à distance du réel ;
- puis rêverie, somnolence, action de « piquer du nez » ;
- analgésie (pas de douleur), nausées, vomissements ;
- myosis (pupilles en tête d'épingle) ;
- sécheresse de la bouche, parfois démangeaisons ;
- suppression du réflexe de la toux, baisse de la température corporelle ;
- chute de la tension artérielle lors des changements de position ;
- constipation, spasmes de la voie biliaire, diminution de la sécrétion d'acide gastrique ;

– rétention urinaire.
Le retour au réel (« descente ») est parfois très désagréable et angoissant.

État de manque ou sevrage brutal (huit à dix heures après la dernière prise) :
– agitation anxieuse ;
– instabilité de l'humeur ;
– larmoiement, mydriase (pupilles dilatées) ;
– bâillements, frissons, hypersudation ;
– pouls rapide ;
– chair de poule ;
– douleurs abdominales, douleurs dans les membres, dans le dos ;
– diarrhées, vomissements, insomnies ;
– état confusionnel.

Les effets du surdosage

– Pupilles en myosis serré ;
– sensation de planer avec excitation psychomotrice ;
– anxiété, vomissements ;
– coma avec pupille réactive ;
– dépression respiratoire : ralentissement du rythme respiratoire ;
– hypothermie, extrasystoles (trouble du rythme cardiaque) ;
– convulsions (crises d'épilepsie) ;
– collapsus cardio-vasculaire (défaillance cardiaque), la surdose pouvant entraîner la mort.

Commentaires

Installation de la dépendance et de la tolérance : augmentation des doses pour éviter le syndrome de manque et rechercher les effets agréables.
L'héroïne est une drogue très toxicomanogène. La dépendance physique et psychique est forte. On estime qu'elle concerne 350 000 personnes en France. Environ 15 % de cette population est séropositive et 70 % positive à l'hépatite C.

IBOGAÏNE

Origine – Noms usuels

Origine végétale. L'ibogaïne ou 12-methoxyibogamine est la molécule principale extraite de la plante du même nom, l'iboga, *Tabernanthe iboga* en latin. L'iboga est un petit arbuste pouvant atteindre 1,50 mètre de hauteur, à latex abondant et à odeur vireuse. Il pousse dans les forêts équatoriales de l'Afrique de l'Ouest, au Gabon, au Cameroun, au Congo.

Il existe au moins deux espèces : *Tabernanthe iboga* et *Tabernanthe manii*, qui contiennent une douzaine d'alcaloïdes dont l'ibogaïne, principal produit hallucinogène. Elle est présente dans les racines et dans l'écorce.

L'écorce jaunâtre des racines est râpée. La poudre obtenue peut être incorporée à de l'eau ou séchée pour conservation. Son absorption abusive peut plonger le sujet dans un état d'excitation violente.

Appelée aussi eboga, eroga ou eboka, l'iboga est une préparation hallucinogène consommée traditionnellement en Afrique par quelques tribus du Congo et du Gabon au cours de rituels magico-religieux.

Propriétés générales

À faibles doses, l'ibogaïne a des propriétés d'accroissement de la vigilance. Puis elle a un effet stimulant (décrit par Haroun Tazieff, qui en a consommé lors de l'escalade d'un volcan). À fortes doses, elle a des effets hallucinogènes.

L'iboga est inscrit officiellement sur la liste des produits stupéfiants en France, par décret du 25 mars 2007, suite au décès d'un homme dans le cadre d'un « séminaire iboga » pratiqué par une association sectaire.

L'utilisation de l'iboga par des sectes en France, dans des séminaires de « revalorisation de soi », de « recherche spirituelle », de « voyage intérieur », prend une certaine importance. Il existe aussi des sites sur Internet qui font la promotion de l'iboga.

Histoire

La racine d'iboga est utilisée chez les Pygmées depuis des millénaires : l'archéologue Richard Oslisly en a retrouvé dans du charbon de bois de plus de 2000 ans.
Il semble que les Pygmées aient remarqué le comportement particulier de certains animaux qui mangeaient de ces racines (cochons sauvages, porcs-épics, singes...).
L'iboga est utilisé au Gabon dans le rituel du Bwiti. Durant ces cérémonies, les participants consomment de grandes quantités d'iboga, afin d'entrer en contact avec les esprits des ancêtres. Cet arbuste est utilisé dans la religion « iboga boutiste », selon laquelle l'iboga est l'arbre de la Connaissance dont la Bible parle.
En 1864, un médecin de la marine, Griffon du Bellay, décrit ses propriétés stimulantes et aphrodisiaques. Il rapporte des échantillons.
En 1901, Dybowski et Landrin isolent le principal alcaloïde de l'écorce de la racine. L'ibogaïne provoque une stimulation du système nerveux et provoque un état d'ébriété à faibles doses. Au début du XXe siècle, l'ibogaïne fut utilisée comme anti-asthénique à petites doses.
D'après Didier Pol, en 1939 un médicament anti-fatigue à base d'ibogaïne fut commercialisé en France : le Lambarène®, ainsi nommé en l'honneur du docteur Schweitzer, qui exerçait à Lambaréné, au Gabon. Sa commercialisation fut arrêtée en 1966. Il fut très largement utilisé comme dopant chez les sportifs.
Certains étudièrent l'ibogaïne dans le traitement des toxicomanies aux opiacés et à la cocaïne. Dans les années 1970, on a démontré que l'ibogaïne est en fait un dérivé de la sérotonine.

Les effets

À petites doses (30 à 50 mg) : effet stimulant, énergisant, ébriété, euphorisant, perception sensorielle augmentée (en Afrique cela permettait aux chasseurs de mieux percevoir la forêt), quelques troubles de la motricité.
À doses modérées (50 à 150 mg) : perception sensorielle plus intense, éclairs, visions d'événements personnels du passé.
À fortes doses (3 à 5 g) : éclairs, perception sensorielle des cinq sens plus intense. Phénomènes hallucinatoires dans un état de transe : hallucinations visuelles et auditives. Distorsion de la notion du temps,

parfois illusion de lévitation. Visions d'événements personnels du passé, voyage dans le temps, perception de différents niveaux de conscience. Durée approximative : deux heures.
Après l'expérience hallucinatoire, phase de sommeil longue.

Effets indésirables : anxiété, angoisse, sensation de malaise, tristesse, parfois nausées, vomissements, crises d'épilepsie, trémulations (tremblements) ; transpiration, troubles de la motricité, bouche sèche, accélération du rythme respiratoire et cardiaque, paralysie des extrémités, pupilles dilatées, nervosité, réflexes vifs. La dose mortelle est très élevée.

Commentaires
Nous rencontrons très peu de consommation d'ibogaïne en France. Mais nous voyons de temps en temps des patients africains qui en ont fait l'usage dans leur pays d'origine.

Kétamine

Origine – Noms usuels
Origine chimique. Il s'agit d'une substance chimique (2-méthylamino-cyclohéxanone) synthétisée en 1962.
La kétamine est aussi désignée sous les noms de super kétamine, Kétalar®, spéciale K, kit cat, killer, super acide, super C, golden, K-16, ket, ketty, l'indienne, obiwan, eau de rose, ferbac.

Propriétés générales
C'est un anesthésique non barbiturique puissant. Il induit une anesthésie cutanée, très intéressante en particulier chez les grands brûlés, dénuée de réelle perte de connaissance.
Certains patients ont décrit des expériences hallucinatoires. Il s'agit d'une substance hallucinogène qui entraîne un état psychotique avec perte du contrôle psychique et moteur.
Elle peut être détournée de son usage médical légal, ou fabriquée dans des laboratoires clandestins, en particulier indiens. Elle circule dans les free parties, rave-parties et dans les teknival. Une étude,

Usages détournés de la kétamine en France, par Catherine Reynaud-Maurupt et Stéphane Akoka, décrit très bien l'usage et les pratiques de la kétamine en France.

Histoire

La kétamine a été synthétisée en 1962 par le chimiste Steevens, du laboratoire Parke Davis.

C'est un anesthésique très utilisé par les Américains durant la guerre du Vietnam. Les GI's en abusèrent et racontèrent leurs expériences de décorporalisation : « Ils voyaient leur corps inanimé par terre ou sur un lit, alors qu'ils avaient l'impression d'être sortis de leur corps et que leur conscience flottait quelque part au plafond. »

La kétamine a aussi permis de soigner le syndrome du membre fantôme (douleurs persistantes dans un membre amputé).

Au Vietnam, sur les champs de bataille, les médecins des postes médicaux avancés utilisaient la kétamine pour soulager les douleurs – très efficace en cas de brûlures.

Certains États des États-Unis l'emploient pour exécuter les condamnés à mort par injection létale.

Certains milieux homosexuels la prisent en association avec la cocaïne, dans des pratiques de sexualité hard.

Les vétérans russes de la guerre d'Afghanistan avaient une prédilection pour cette drogue. Il y a eu de nombreux morts en Russie, car les consommateurs s'endormaient dans le froid, ne ressentant pas la température, et mouraient de froid.

Les effets

La kétamine va surtout être sniffée, parfois fumée, ingérée, injectée en intraveineuse ou en intramusculaire. Elle se présente en général sous forme de poudre. La forme liquide est chauffée, pour extraire les cristaux.

La tolérance est forte. Un usage régulier nécessitera donc une augmentation des doses pour obtenir un effet équivalent. Mais l'usager sera le plus souvent occasionnel. La kétamine est souvent consommée dans une soirée avec d'autres produits hallucinogènes. Parfois les prises vont se succéder durant la nuit, ou au cours de la rave-party.

Selon le dosage, les effets vont varier : anesthésiants, hallucinogènes (équivalant à une forte dose de cannabis ingéré) et dissociatifs (traversée du miroir, expérience de la quatrième dimension) :
– 15-30 mg : modification du rapport à l'espace, état d'ébriété, conscience et corps dissociés. Durant la première demi-heure, impression d'un corps handicapé, marche difficile, corps mou et lourd. L'usager ne peut pas réagir en cas de nécessité.
– 30-70 mg : coma lucide, impossible de rester debout, dissociation totale entre le corps et l'esprit. La conscience demeure mais l'usager est détaché. Le temps s'étire. Apparition d'hallucinations, de visions. Certains décrivent une acuité de l'état de la conscience (lucidité kétaminergique).
– 100-150 mg : état de conscience d'intensité extrême. Effets dissociatifs : impressions de sortir de son corps, désincarnation. Expérience de rencontre avec des entités. Expérience de transmission de pensée. Cela peut entraîner des modifications profondes de la personnalité, pouvant déboucher sur une rupture totale avec le réel. Impression d'être dans une bulle, appelée la « kétosphère » ; ceux qui pénètrent dans cette kétosphère sont appelés des « ket riders ». Notion de décalage par rapport à soi et au monde. Pour certains, expérience mystique. Fenêtre sur l'inconscient, des usagers parlent d'une quatrième dimension. Certains décrivent des expériences de NDE (Near Death Experience). Parfois anxiété. Insensibilité à la douleur, au froid.

Les conditions de consommation peuvent modifier les effets, par exemple le sentiment d'empathie vis-à-vis du groupe ou le sentiment fusionnel avec les participants d'un teknival...
Il n'y a pas de dépendance physique, mais une profonde aliénation du mode de vie (froideur, détachement), une dépendance psychique particulière, une nostalgie des expériences.
La tolérance est importante (certains usagers en prennent plusieurs grammes).
La kétamine peut tout anesthésier : ennui, médiocrité, douleurs, froids extrêmes. En conséquence peuvent apparaître :
– des problèmes physiques : cystites, troubles rénaux, perte de poids, douleurs articulaires, ulcères, blessures, brûlures, gelures... ;

– des problèmes neuropsychologiques : diminution des facultés de concentration, d'apprentissage, de la vigilance, de la mémoire ; problèmes d'élocution, démotivation, sentiments d'irréalité.
Voici le témoignage d'un consommateur de kétamine relaté dans l'étude *Usages détournés de la kétamine en France* :

Les gens qui sont dépendants de la kéta c'est des gens qui peuvent être dépendants aux cigarettes ou qui peuvent être dépendants du haschisch, c'est des gens faibles si tu veux, parce que justement l'héroïne.
D'accord même si t'es fort tu peux être dépendant, parce que t'as mal physiquement donc c'est complètement légitime d'avoir envie de reprendre un truc pour apaiser ta douleur, je suis d'accord, mais la kéta, le seul truc que ça te fait c'est que tu t'emmerdes, après la vie elle est chiante tellement tu t'es marré pendant ta montée, ou tellement t'as vécu des trucs extraordinaires, un truc comme une décorporation, des voyages astrals, des trucs comme ça, tellement t'as voyagé dans ton inconscient, le conscient et la « 3D » dans laquelle on vit tous les jours, c'est chiant ! C'est juste ça, c'est pour ça que les gens ils en retapent derrière, c'est parce que c'est chiant la vie, c'est chiant la vie [... si tu n'as pas] *de kéta, c'est emmerdant, mais voilà, tu te fais ta pause pendant deux jours et t'en parles plus. (Sam, 21 ans.)*

Commentaires

Nous ne rencontrons pas d'usagers consommateurs uniquement de kétamine. Mais c'est un produit qui circule dans les milieux festifs.

Khat, methcat

Origine – Noms usuels

Origine végétale. Le khat ou qat est une espèce d'arbuste ou d'arbrisseau de la famille des Célastracées, son nom scientifique est *Catha edulis*. Le khat est originaire d'Afrique orientale, mais sa culture s'est également étendue à la péninsule arabique, au Yémen, en Soma-

lie, en Éthiopie et à Djibouti. Il est consommé traditionnellement au Yémen, en Éthiopie, au Kenya et au sud de la péninsule arabique. Le khat pousse entre 1 000 et 2 000 mètres. Il est connu surtout pour son usage par les populations de ces régions, qui en mâchent les feuilles pour leur effet stimulant et euphorisant.
Les feuilles doivent être consommées fraîches, afin de garder leurs propriétés. Au bout de trois jours, elles commencent à perdre leurs effets. Elles peuvent aussi être infusées. On nomme souvent cette infusion « thé d'Abyssinie ».
Le khat contient de la cathinone.
Le methcat ou cat contient de la méthcathinone, qui est le dérivé chimique de la cathinone. Le methcat est d'origine chimique et fabriqué à partir de l'éphédrine ; il est aussi appelé éphédrone. Ses effets sont beaucoup plus puissants que ceux du khat. On peut comparer le khat à la feuille de cocaïer et le methcat à la cocaïne.

On rencontre en noms usuels : thé d'Abyssinie, thé d'Arabie, thé africain, bathtub speed, Cadillac express, cat, chat, ciat, djat, dospan, éphédrone, gat, gofa, goop, jaas, jeff, kathe, katt, méthcathinone, mirra, mulka, qat, shat, slick superseed, star, the C, tschat, tshai, tshut, tweeker, wonder star.

Propriétés générales

La cathinone est un stimulant du système nerveux central dont les effets sont similaires à ceux des amphétamines. Produit euphorisant, anxiolytique, il augmente la confiance en soi, stimule les facultés intellectuelles et favorise les relations sociales.
La méthcathinone a des effets comparables à ceux du crack, et notamment une action psychostimulante puissante.

Histoire

On trouve des références concernant l'usage du khat dans des chroniques arabes du XIIIe siècle afin de lutter contre la faim et le manque d'énergie. Ses effets stimulants et anti-fatigue étaient recherchés par les paysans. Cet usage est très comparable à celui de la mastication des feuilles de cocaïer par les paysans des Andes.

Dans certains pays musulmans, où l'alcool est interdit, le khat est communément consommé dans les situations sociales, bien qu'il soit souvent condamné par les dignitaires religieux.
Les chimistes F. Flückiger et J. Gerock réussirent en 1887 à isoler un alcaloïde qu'ils appelèrent kathine.
La méthcathinone fut synthétisée pour la première fois en Allemagne en 1928. Les Russes l'utilisèrent largement comme antidépresseur. Une importante toxicomanie à la méthcathinone apparut dans l'ex-URSS. La méthcathinone était connue alors sous les noms de Jeff ou Mulka.
Dans les années 1950, le laboratoire américain Parke Davis mit en évidence ses propriétés psychostimulantes, mais ne commercialisa pas la molécule, en raison de ses effets secondaires. Après 1990, elle fut fabriquée par des laboratoires clandestins aux États-Unis.
Le docteur Erik Nortier, dans son article sur les drogues de synthèse, cite un passage d'*Orange mécanique* d'après le livre d'Anthony Burgess, *A Clockwork Orange* :

> [...] *on était assis au Korova Milkbar à se creuser le rassoudok pour savoir ce que l'on ferait de la soirée, une de ces putains de soirées d'hiver, branque, noire et glaciale, mais sans eau. Le Korova Milkbar, peut-être avez-vous oublié, Ô mes Frères, c'était un de ces mess-tots* [...] *où l'on injectait de ces nouvelles vesches qu'on mettait à l'époque dans le moloko des familles, ce qui faisait qu'on pouvait le drinker avec de la vélocette, du synthémesc ou du methcath, ou une ou deux de ces autres vesches, et s'offrir quinze gentilles minuta pépères tzaribles à mirer Gogre et Tous Ses Anges et Ses Saints dans son soulier gauche, le mozg plein à péter de lumière.*

Les effets physiques et psychiques de la cathinone

Effets immédiats physiques :
- augmentation de la pression sanguine ;
- accélération du rythme respiratoire et cardiaque ;
- hyperthermie et mydriase (dilatation des pupilles) ;
- volubilité, facilité de communication ;
- soif due à la mastication des feuilles ;
- euphorie, hilarité.

Effets psychiques :
– phase tonique et euphorique puis phase dépressive avec anorexie et insomnie ;
– sentiments paranoïaques, anxiété ;
– impression de clairvoyance, de clarté mentale.

Effets à long terme :
L'utilisation régulière de doses élevées de khat entraîne des troubles de l'humeur, une agressivité, des hallucinations, des troubles cardio-vasculaires, des troubles du transit, une baisse de la libido. Il n'y a pas de dépendance physique, mais une dépendance psychique. Lors du sevrage, on observe parfois un état dépressif.

Les effets physiques et psychiques de la méthcathinone

Effets immédiats :
– accélération du rythme cardiaque et de la respiration ;
– mydriase ;
– élévation de la température du corps ;
– insomnie ;
– tremblements, contractions musculaires ;
– maux de tête ;
– convulsions ;
– fatigue.

Effets psychologiques :
– euphorie ;
– accroissement de la vigilance ;
– anxiété ;
– hallucinations ;
– sentiment de persécution.

Effets à long terme :
– paranoïa ;
– hallucinations ;
– anxiété suivie de dépression ;
– tremblements et convulsions ;

– anorexie, malnutrition et perte de poids ;
– déshydratation et déséquilibre électrolytique ;
– maux d'estomac ;
– nausées ;
– atteinte de la cloison nasale ;
– hypertension artérielle ;
– accélération du rythme cardiaque, troubles du rythme cardiaque ;
– mort.

Commentaires

Le khat est surtout consommé en Afrique. Il perd ses propriétés psychotropes au bout de trois jours, ce qui implique une consommation locale. Elle existe depuis des siècles selon des rituels ancestraux. La mastication ou les infusions de khat n'entraînent pas de conséquences graves sur l'état de santé. En revanche, la toxicomanie à la méthcathinone est beaucoup plus dangereuse pour la santé. Elle donne lieu à une dépendance psychique importante ainsi qu'à un craving assez semblable à celui rencontré dans la cocaïnomanie.

LSD

Origine – Noms usuels

Origine végétale. Le LSD (acide lysergique diéthylamide) est une substance semi-synthétique. On le synthétise à partir d'un alcaloïde (acide lysergique) présent dans l'ergot de seigle (champignon parasite du seigle). Le LSD a été très en vogue chez les étudiants américains dans les années 1960. Il se présente sous forme d'une poudre cristalline blanche qui se dissout dans l'eau et donne un liquide jaune ou incolore et sans saveur qui ne peut pas se distinguer d'un verre d'eau. Il a été très souvent distribué sous forme de buvards, décorés de motifs psychédéliques.
Noms usuels : acide, buvard, purple haze, sunshine, window pane (petit bloc de gélatine), ace, carton, trip, pétri.

Propriétés générales

C'est un produit hallucinogène puissant. Il est souvent dit psychédélique. Une petite dose suffit à entraîner des effets. Il est beaucoup moins en vogue qu'autrefois chez les usagers en raison des « bad trips » (mauvais voyages) souvent rencontrés. Mais il réapparaît actuellement dans les milieux festifs, dans les rave-parties. Les effets sont imprévisibles et dépendent de la concentration du produit actif, de la personnalité et des circonstances de consommation.
Le LSD n'entraîne ni dépendance physique ni accoutumance à long terme. Il agit sur certains neurotransmetteurs du système nerveux central. Il augmente la sensibilité aux couleurs, aux sons et au toucher. Il accélère la pensée et est euphorisant.

Histoire

Le LSD a été synthétisé par le chimiste suisse Albert Hofmann en 1938. Il travaillait pour le laboratoire Sandoz à Bâle. En 1943, alors qu'il travaillait sur le LSD, il perçoit des hallucinations kaléidoscopiques. Pour rechercher leur cause, il ingère volontairement 250 microgrammes de LSD et éprouve durant plusieurs heures des hallucinations et illusions grotesques, avec une impression de dépersonnalisation et un sentiment de possession démoniaque. Après cette expérience, il a un souvenir très précis de ce qu'il a vécu.
Le laboratoire Sandoz va le commercialiser sous le nom de Delysid®. Le LSD est alors utilisé dans les milieux de la psychiatrie et de la psychologie pour faciliter l'approche psychothérapeutique. Il est aussi utilisé dans le traitement des dépressions et de l'alcoolisme. De nombreux psychiatres l'ont expérimenté sur eux-mêmes et sur leurs patients.
Dès 1951, la CIA s'intéresse au LSD, comme sérum de vérité. Elle se rend compte cependant que le LSD ne peut pas convenir : il entraîne trop d'anxiété et parfois une perte totale de notion de réalité. Elle poursuit des essais jusqu'en 1960, dans des conditions très peu éthiques.
Allen Ginsberg, le poète de la Beat generation, en prit en 1959. Cette expérience lui inspira le poème *Acide lysergique*.
Dans les années 1960, Timothy Leary, professeur de psychologie à Harvard, se fit l'apôtre de cette drogue. Il disait : « Le LSD est la chair de dieu. » Il sera obligé de démissionner de son poste.

Le LSD fut très en vogue sur les campus américains.
Entre 1964 et 1966, des articles médicaux alertent sur les dangers du LSD. Le laboratoire Sandoz arrête sa commercialisation en 1966. Ronald Reagan, alors gouverneur de la Californie, en interdit l'usage en octobre 1966, les autres États suivront l'exemple de la Californie. L'ONU l'interdit en 1969.

Les effets psychiques

Les effets débutent 30 à 90 minutes après ingestion et peuvent durer de 5 à 10 heures.
Le LSD perturbe l'état de conscience ; il s'agit d'une sorte d'ivresse avec un sentiment d'euphorie, des fous rires. Les effets peuvent varier d'un sujet à l'autre. Il modifie la perception des cinq sens. Il donne plus souvent des illusions (déformation des objets vus) que des hallucinations. Il modifie les formes, leurs couleurs, les distances.
Les usagers parlent d'expériences psychédéliques très colorées. Parfois ils font état d'expériences mystiques (enthéogènes), cosmiques, transcendantales. Il a aussi été décrit des expériences cognitives, dans lesquels l'usager a une perception très lucide du monde dans toute sa complexité.
Il y a une distorsion temporo-spatiale, des perceptions déformées des corps, des objets ; une confusion des sens : le concommateur a l'impression de voir les sons et d'entendre les couleurs ; des phénomènes de dépersonnalisation, d'étrangeté du corps, de perception de souvenirs refoulés.
L'expérience peut être très désagréable voire terrifiante (« bad trip »). Attention au « retour d'acide », qui se traduit par une réapparition brutale des effets du produit plusieurs jours ou plusieurs mois après une prise.

Les effets physiques

– Tremblements, augmentation de la tension artérielle et du rythme cardiaque ;
– nausées, avec parfois des vomissements ; sécheresse de la bouche et transpiration, vasodilatation ;
– dilatation des pupilles (mydriase), vision brouillée ;
– incoordination motrice.

Chez la femme enceinte, une seule prise de LSD pendant la grossesse peut entraîner des malformations chez le bébé.

Les dangers à long terme (usage chronique)

Le LSD provoque des troubles digestifs, des endormissements, des maux de reins et de dos et une aggravation des problèmes dentaires. Mais le premier danger est la survenue d'état dépressif ou anxieux, de troubles psychiques, d'accidents neurologiques.
Il n'y a pas eu de morts en rapport direct avec la consommation de LSD, mais on a constaté des suicides ou des accidents consécutifs à son absorption.

Le sevrage

Il n'y a pas de syndrome de sevrage. Il n'y a pas de dépendance physique ni psychique.
Le type particulier d'expérience vécue avec le LSD fait que les usagers ne sont pas tentés de renouveler souvent les prises. Le LSD, interdit en France, fait sa réapparition dans les milieux festifs.

Ma Huang

Origine – Noms usuels

Origine végétale. Le Ma Huang est une plante appelée éphédra, de la famille des Éphédracées. Il y a trois espèces différentes d'éphédras : *Ephedra sinica, Ephedra equisetina* et *Ephedra intermedia*.
On trouve l'éphédra en Chine, en Inde, au Tibet, en Afghanistan, en Sibérie, dans le sud-ouest des États-Unis et au Mexique. Le Ma Huang est vendu sur Internet comme complément alimentaire, ou comme produit permettant de perdre du poids, sous forme de comprimés, de gélules, d'infusions. Il est parfois mélangé avec du thé, ce qui atténue son goût amer.
Il est vendu sous de nombreux noms : ecstasy herbal, ephedra chinois, poudre d'éphédra, épitonine, Mexican tea, thé des mormons, miners' tea, pilule énergie, diet pills, sea grape, hellow horse, star tea, squaw tea, diet fuel, fit america natural, per form dieter's, shape fast, ultimate orange, diet phen, magic herbe, ripped force…

Propriétés générales

Le Ma Huang contient de l'éphédrine, qui en est l'alcaloïde principal. L'éphédra contient d'autres alcaloïdes : la pseudo-éphédrine, la noréphédrine et la méthyléphédrine. L'éphédrine et son isomère la pseudo-éphédrine sont des analogues structuraux de l'adrénaline. L'éphédrine est moins puissante que l'adrénaline mais ses effets durent plus longtemps.

Le Ma Huang est consommé pour ses effets euphorisants, énergisants, aphrodisiaques, et pour perdre du poids.

C'est aussi un produit utilisé comme substitut de la cocaïne et des amphétamines. Les sportifs en recherchent les effets bronchodilatateurs et tonicardiaques. L'éphédrine est un produit dopant. Il est interdit par les fédérations sportives.

Histoire

L'éphédra est utilisée dans la médecine traditionnelle chinoise depuis 5000 ans pour ses propriétés bronchodilatatrices. Elle permet de lutter contre les crises d'asthme et les crises de bronchite aiguë.

L'éphédrine entraîne une augmentation de la pression artérielle. Les herboristes chinois lui associèrent une autre partie de la plante qui contient de la pseudo-éphédrine ; elle a l'avantage de réduire le rythme cardiaque et la pression artérielle.

L'éphédrine est isolée pour la première fois en 1885 au Japon par le pharmacien Nagajosi Nagaï et synthétisée chimiquement en 1920.

L'éphédrine servit de base en 1931 à la synthèse de la benzédrine, première forme d'amphétamine.

Les mormons, aux États-Unis, utilisèrent une infusion d'éphédra à la place du thé et du café, interdits par leur religion.

En Asie du Sud-Est est fabriqué le Yaa baa, un psychostimulant à base d'éphédrine, connu pour sa toxicité. Le Ma Huang, souvent sous le nom d'ecstasy herbal, est consommé dans les rave-parties et autres lieux festifs.

Les effets

Le Ma Huang est utilisé pour perdre du poids, en raison de son action coupe-faim, de la lipolyse qu'il induit et de l'augmentation de

la thermogénèse (l'organisme brûle plus de calories pour une même dépense d'énergie).
Il est souvent utilisé par les culturistes pour augmenter leur masse musculaire.
C'est aussi un produit dopant qui diminue la fatigue et qui est stimulant. Il entraîne une euphorie, une facilitation de la sociabilité et l'accroissement des sensations et performances sexuelles.
L'éphédrine, l'alcaloïde extrait de la plante éphédra, peut entraîner divers effets indésirables :
– étourdissements, maux de tête ;
– perte d'appétit, nausées, vomissements, soif intense ;
– anxiété, insomnie, agitation ou nervosité ;
– psychose avec phénomènes hallucinatoires ;
– troubles gastro-intestinaux, troubles de la miction, faiblesse musculaire, rhabdomyolyse (destruction musculaire) ;
– bouffées vasomotrices, arythmie cardiaque, transpiration, hypertension artérielle, accidents vasculaires cérébraux ou hémorragiques ;
– crises d'épilepsie, mort.
Ces effets peuvent être majorés par la présence de caféine.

Le Ma Huang entraîne un phénomène de dépendance psychique et physique si sa consommation est régulière. Il y a aussi une tolérance : les usagers sont obligés d'augmenter les doses pour obtenir les mêmes effets. L'arrêt brutal entraîne un syndrome de manque si l'usage était régulier. On constate alors l'apparition d'anxiété, de tremblements et d'insomnie.

Commentaires

L'éphédrine est interdite en France à la commercialisation depuis octobre 2003, mais pas la plante. Par ailleurs on trouve du Ma Huang ou des spécialités qui en contiennent sur Internet. Ce sont des produits dangereux, interdits dans de nombreux États.
Certains décongestionnants nasaux contiennent de l'éphédrine.
Les produits comportant de l'éphédrine sont contre-indiqués dans les cas de maladies cardio-vasculaires, d'hypertension, de troubles thyroïdiens, de diabète, d'hypertrophie de la prostate, d'anxiété, de glaucome et de phéochromocytome (tumeur surrénalienne).

Mescaline

Origine – Noms usuels

Origine végétale. Elle est issue d'un cactus mexicain qui ressemble à un caillou, le peyotl, dont le nom latin est *Lophophora williamsii*, mais est aussi synthétisée en laboratoire. La mescaline est principalement contenue dans des excroissances au sommet du cactus. Elles sont appelées « boutons de peyotl ». La molécule de la mescaline a une structure voisine de celle de l'amphétamine (triméthoxyphénéthylamine).

Noms communs : tops, moon, cactus, mesc, the bed seed, peyote, P.

Propriétés générales

Le cactus contient en général 6 % de produit actif. La mescaline est un hallucinogène de puissance faible. La mescaline naturelle est appelée mescal et souvent vendue en capsule. On peut aussi ingérer les boutons de peyotl moulus, ou les fumer. Les effets se manifestent au bout d'une heure et peuvent durer 18 heures.

Les laboratoires de toxicologie montrent que souvent les prétendues capsules de mescaline contiennent en fait du LSD ou de la phencyclidine.

Histoire

Le peyotl est utilisé depuis 3000 ans de façon rituelle dans des cérémonies religieuses. On a retrouvé des stocks de cactus au Texas dans des grottes habitées il y a 3000 ans. Lors de la conquête espagnole, il était utilisé par différentes tribus indiennes, les Tarahumaras, les Chichimèques, les Huichols... Les Espagnols en interdirent l'usage car il était associé à un rite païen.

Au XIXe siècle, les Apaches, les Comanches et les Kiowas s'en servaient dans leurs rituels religieux. À la fin du XIXe siècle, l'usage du peyotl gagna d'autres tribus indiennes. Pour obtenir le droit de l'utiliser, les tribus indiennes créèrent une nouvelle Église syncrétique, liant christianisme et peyotl. Cette Église, la NACNA (Native American Church of North America), fut enregistrée en 1918. Elle a le même statut que les autres Églises aux États-Unis. Mais l'usage religieux du peyotl a été interdit par la Cour suprême des États-Unis en 1990.

C'est Louis Lewin qui est à l'origine de l'identification de la mescaline vers 1888.
Des écrivains, comme Aldous Huxley et Henri Michaux, ont décrit les effets de cette substance.

Les effets psychiques

La mescaline produit une psychose proche de la schizophrénie :
– hyperactivité cérébrale ;
– hallucinations olfactives, auditives, visuelles et gustatives ;
– distorsions temporo-spatiales ;
– anxiété, paniques, paranoïa ;
– parfois idées suicidaires.

Les effets physiques

– Accélération du pouls, puis ralentissement ;
– diminution de la tension artérielle ;
– crise d'étouffement ;
– variations de la température du corps, transpiration accrue ;
– troubles dans les mouvements et troubles de l'équilibre ;
– nausées, vomissements et crampes d'estomac.

Les dangers immédiats

Surdose : peut mettre la vie en danger et tuer par hyperthermie ou arrêt du cœur.

Les dangers au long cours

– Développement de la tolérance envers le produit consommé et les autres hallucinogènes ;
– décompensations psychiatriques ;
– troubles chroniques de la vue (flash-back durables) ;
– chromosomes endommagés et atteintes possibles du fœtus (scientifiquement toutefois contestés).

Commentaires

La mescaline, comme beaucoup de plantes hallucinogènes, n'est pas sans danger. Les décompensations psychiatriques ne sont pas rares. Les mauvais voyages (« bad trip », « horror trip ») sont fréquents.

Méthamphétamine

Origine – Noms usuels

Origine chimique : synthétisée en 1919 au Japon par le chimiste Akira Ogata. Au départ, il a utilisé de l'éphédrine mélangée avec de la caféine et chauffée. Cela donnait de gros cristaux appelés *shabu*. Le procédé a été perfectionné par la suite. La méthamphétamine est apparentée au groupe des amphétamines.
Elle se présente sous forme cristalline. Très répandue dans le Sud-Est asiatique, elle a fait son apparition en France ces dernières années.
Elle est appelée : ice, yaba, crystal, crystalmet, tina, crazy médecine.

Propriétés générales

Il s'agit de la cocaïne du pauvre. Elle est fumée, ingérée, injectée, et a un effet excitant d'action très rapide. Elle entraîne une dépendance psychique rapide et très forte, avec un craving (besoin impérieux de répéter les prises) important. L'accoutumance est aussi importante. C'est un puissant stimulant du système nerveux central.
La méthamphétamine est impliquée dans de nombreux décès dans le Sud-Est asiatique (Thaïlande, Philippines, Corée...).

Histoire

La métamphétamine a été largement utilisée par les différentes armées de la Seconde Guerre mondiale. Les pilotes alliés l'utilisaient. En Allemagne, elle était commercialisée sous le nom de Pervitin®. Ce médicament a été utilisé par les pilotes allemands ainsi que par les pilotes kamikazes japonais. Adolf Hitler en a pris à partir de 1942, en injections.
Après guerre, elle a été commercialisée aux États-Unis, contre l'obésité et la dépression. Depuis 1970, elle est classée comme stupéfiant.
Elle a été utilisée d'abord sur la côte ouest des États-Unis dans les années 1990, puis sur la côte est vers les années 2000, et est très courante dans la communauté homosexuelle. La métamphétamine coûte, aux États-Unis, six fois moins cher que la cocaïne, et est dix fois plus puissante.

Les effets immédiats

La métamphétamine a des effets rapides, violents. Fumée ou injectée, elle agit en 3 à 5 minutes.

Effets psychiques :
- euphorie, sentiment de confiance en soi, d'être sexy ;
- sensation de toute-puissance physique et mentale ;
- suppression de la fatigue, impression de force accrue ;
- pulsions sexuelles fortes. La perte de contrôle fait oublier au consommateur tout réflexe de protection de soi et des autres (augmentation du risque de transmission de toutes les maladies sexuellement transmissibles) ;
- craving important ;
- pas de sensation de sommeil ni de faim.

Effets physiques :
- hausse de la pression sanguine, augmentation du rythme cardiaque et respiratoire ;
- vasodilatation, augmentation de la température et de la sudation ;
- dilatation des bronches ;
- dilatation des pupilles ;
- perte d'appétit, bouche sèche.

La descente est longue, forte, avec une grande fatigue, une anxiété, une nervosité incontrôlable, des mouvements mal coordonnés ; parfois des nausées, des diarrhées, des vomissements, des étourdissements, une douleur dans la poitrine ; des irritations de la peau, pouvant entraîner des lésions et plaies cutanées par grattage ; parfois des grandes crises d'angoisse et de paranoïa ; des troubles hallucinatoires visuels et auditifs sont quelquefois décrits.
Le sujet devient hyperactif, irritable, agressif, insomniaque.
Dépression et découragement remplacent l'euphorie. Tout effort semble insurmontable.

Les effets chroniques

Après quelques jours, ou en cas d'injections répétées :
- perte de l'appétit, insomnie complète ;

– palpitations, trouble du rythme cardiaque, infarctus du myocarde ;
– crises d'épilepsie, avec parfois mort du sujet ;
– accident vasculaire cérébral (rupture d'un vaisseau) ;
– l'hyperthermie peut entraîner des lésions cérébrales irréversibles ;
– troubles du comportement, grincements de dents, gestes répétitifs de coiffage ;
– forte agressivité, attaques de panique, paranoïa, délire hallucinatoire ;
– épuisement psychique et dépression ;
– impuissance chronique ;
– gencives et dents détériorées.

Le sevrage

Il fait apparaître : fatigue extrême, hypersomnie de plusieurs jours, maux de tête, bouche sèche, baisse de l'énergie, dépression, perte de la motivation, anxiété, délire paranoïaque, sentiment de manque et besoin de drogue.

Morphine

Origine

Origine végétale. La morphine, dont le nom vient de Morphée, dieu grec du sommeil et des rêves, fut découverte en 1804. Elle est issue du *Papaver somniferum*, variété *album*, le pavot à opium. Il présente la plus forte concentration en morphine, de 8 à 20 %, dans son latex.

Propriétés générales

La morphine est obtenue à partir de l'opium, par transformation chimique, sous forme de sulfate ou de chlorhydrate de morphine. Ces deux sels de morphine sont solubles dans l'eau. Le produit, précurseur de l'héroïne, est très toxicomanogène. Il s'agit d'un stupéfiant.
La morphine est un analgésique, utilisé dans les syndromes douloureux aigus ou chroniques.

Histoire

C'est au début du XIXe siècle que l'on isola dans certaines plantes des substances alcalines (d'où le nom d'alcaloïdes qui leur fut donné) responsables de leurs propriétés physiologiques.
La découverte de la principale substance active de l'opium a été faite par un chimiste français, Jean-François Derosne. Il parvint en 1803 à isoler un sel, le sel de Derosne, mélange de narcotine et de morphine.
En 1806, un autre chimiste français, Armand Seguin, par ailleurs homme d'affaires et banquier de Bonaparte, réussit à séparer la morphine mais ne publia pas sa découverte.
Un pharmacien allemand de Hanovre, Friedrich Wilhelm Sertürner, montra que la morphine était combinée dans l'opium sous forme de sel de l'acide méconique et lui donna en 1817 le nom de *morphium* en référence au dieu Morphée.
L'isolement de la morphine permit son utilisation médicale : il s'agissait d'une substance pure plus facile à manipuler que l'opium et beaucoup plus puissante comme analgésique.
L'invention de la seringue hypodermique par un chirurgien lyonnais, Charles Gabriel Pravaz, en 1850, permit une efficacité encore plus grande de la morphine dans le traitement de la douleur. La morphine fut ainsi le premier médicament réellement puissant et inaugura l'ère moderne de la pharmacologie et de la médecine. Analgésique majeur, sans équivalent à l'époque, elle fut utilisée massivement pendant la guerre de Sécession aux États-Unis et pendant la guerre de 1870 en France et en Allemagne.
La guerre de Sécession fut la première guerre durant laquelle les souffrances des blessés purent être calmées. Il n'y avait plus de cris après les batailles. C'est aussi après ces guerres que l'on vit les premiers cas de pharmacodépendances. On décrit la morphinomanie dès 1871.
Les médecins exposeront les abus et les conséquences de l'intoxication à la morphine. Valentin Magnan, Benjamin Ball (qui publia *La Morphinomanie* en 1885) à la fin du XIXe siècle proposent des mesures thérapeutiques strictes : enfermement dans un cabanon capitonné durant 72 heures, puis on utilisera la diminution des doses sous contrôle médical.

En 1877, le docteur Levinstein et le pharmacologue Louis Lewin introduisent la notion de manie, issue de la psychiatrie alors naissante, et décrivent pour la première fois ce que l'on appellera la toxicomanie – qui sera associée pour le grand public à la morphine. La toxicomanie à la morphine se développera ensuite dans les cercles littéraires et mondains.
Ce n'est qu'un demi-siècle plus tard, en 1925, que sa structure moléculaire est établie, à un atome de carbone près, par le chimiste britannique Robert Robinson, un spécialiste de la chimie des substances naturelles des plantes (il obtiendra le prix Nobel de chimie en 1947). La synthèse de la morphine fut réalisée pour la première fois en 1952.
La morphine injectable ou en comprimés demeure de nos jours un des traitements les plus efficaces des syndromes douloureux majeurs.
Elle reste encore sous-utilisée en France dans le milieu médical, bien que de nombreux protocoles validés par les plus hautes instances médicales existent dans tous les centres hospitaliers. Il n'y a pas lieu de craindre une toxicomanie à la morphine lorsqu'elle est administrée pour traiter des syndromes douloureux majeurs.

Les effets

La morphine peut être injectée, sniffée, fumée, ingérée. En intraveineuse, elle provoque un effet « flash ».
L'administration de morphine à dose thérapeutique entraîne, chez un malade qui souffre intensément, une diminution ou une disparition de la douleur, une somnolence avec une certaine euphorie, une impression de bien-être, une indifférence aux ennuis.
Chez un sujet normal, non dépendant et qui ne souffre pas, ses effets sont plutôt désagréables :
- dysphorie (une perturbation de l'humeur caractérisée par un sentiment déplaisant et dérangeant de tristesse, de tension, d'irritabilité) ;
- nausées, vomissements ;
- vasodilatation périphérique, avec bouffées de chaleur, accélération du débit cardiaque, chute de tension, dépression respiratoire ;
- souvent des démangeaisons, une indifférence à la douleur ;
- puis une euphorie, un détachement, des rêves éveillés ;
- un ralentissement du transit intestinal ;
- un myosis (pupilles rétrécies).

En cas de surdosage :
- somnolence, hypotension, hypothermie, détresse respiratoire ;
- dans les cas les plus graves, coma et parfois décès.

Consommation chronique : comme dans le cas de l'héroïne, on observe amaigrissement, cachexie, perte du sommeil, constipation. La dépendance physique et psychique est importante, de même que la tolérance.

Opium

Origine

Origine végétale. L'opium est issu d'une plante, le pavot somnifère ou pavot à opium (*Papaver somniferum*), qui peut atteindre 1,50 mètre de hauteur. Il produit de belles fleurs blanches, rouges ou violacées. Chaque fleur donne une capsule qui contient une multitude de petites graines.
Si on incise la capsule avec un couteau juste avant sa maturité, on en tire un suc, un latex qui devient brunâtre au contact de l'air, c'est l'opium. 10 % du poids sec de l'opium est constitué de morphine, l'alcaloïde principal des opioïdes. Il y a une vingtaine d'alcaloïdes différents dans l'opium. La codéine, très utilisée dans la pharmacopée, est l'un des plus connus.
Le pavot à opium appartient à la famille des Papavéracées, comme le coquelicot (*Papaver rhoeas*) et l'œillette (*Papaver somniferum* variété *nigrum*). L'œillette est cultivée pour ses graines oléagineuses comestibles utilisées en boulangerie (pain aux graines de pavot, farine de pavot) et pour en extraire l'huile (huile d'œillette) mais la plante ne possède pas les propriétés de l'espèce type.
Le pavot à opium est cultivé sur une grande échelle soit de manière légale comme en Europe, en Australie, en Inde et en Turquie pour la production d'alcaloïdes destinée à l'industrie pharmaceutique, soit de manière illégale. Cette dernière culture se situe surtout dans le croissant d'or (Afghanistan, Iran, Pakistan) ; le triangle d'or (Birmanie, Laos, Thaïlande) a beaucoup diminué sa production, sauf en Birmanie.

En 2007, 82 % de l'opium produit de façon illégale venait de l'Afghanistan.

Propriétés générales

L'opium se présente en morceaux bruns ou en poudre. Substance sombre, visqueuse et goudronneuse, l'opium peut être ingéré ou fumé après traitement ; dans ce cas il se présente sous forme de pâte, avec laquelle sont faites des boulettes que l'on ramollit pour les utiliser dans une pipe.

Histoire

Les propriétés médicinales de l'opium sont connues depuis au moins 2 500 ans en Orient. En Mésopotamie, l'usage d'opium remonte même à 3 000 ans avant Jésus-Christ.
On retrouve son utilisation dans les civilisations égyptienne, grecque et romaine.
Le népenthès, boisson procurant l'oubli de tous les chagrins, cité par Homère dans *L'Odyssée*, contenait certainement de l'opium.
Hippocrate en parle comme d'un médicament pouvant soulager la douleur.
Dioscoride, au Ier siècle de notre ère, fit la première description scientifique des vertus de l'opium. Puis Pline l'Ancien décrivit ses propriétés analgésiques et anti-diarrhéiques.
Galien utilise l'opium pour traiter les céphalées de l'empereur Marc Aurèle. Il est aussi l'inventeur de la thériaque, une préparation médicinale de plus de 70 produits dont l'opium.
La substance était largement consommée dans la Rome impériale : en l'an 312, il y existait près de 800 magasins en vendant. Son prix, modique, était fixé par décret de l'empereur.
Avicenne, médecin et philosophe arabe, meurt en 1037, intoxiqué par l'opium.
Au début du XVIe siècle, Theophrast von Hohenheim, dit Paracelse, médecin, utilisera sans retenue l'opium pour soulager ses patients. Il contribuera à en répandre l'usage en Europe. Certains de ses détracteurs l'accusèrent de vouloir empoisonner ses patients. Il leur fit cette réponse devenue célèbre : « Tout est poison, rien n'est poison,

c'est la dose qui fait le poison. » Cette phrase est toujours valide de nos jours.
En 1650, l'usage de l'opium fumé se répand en Chine et va entraîner la pire épidémie de toxicomanie de l'histoire de l'humanité. Les Anglais achètent très cher le thé aux Chinois, payé en pièces d'argent ; ils cherchent un produit à vendre aux Chinois, et décident d'exporter en Chine de l'opium qu'ils cultivent en Inde. La Compagnie des Indes orientales allait enrichir l'Empire britannique grâce à l'opium.
En 1839, l'empereur chinois Tao Khuang s'aperçoit des dommages physiques et économiques du trafic de l'opium et en interdit l'importation. Il fait aussi détruire une importante cargaison d'opium.
L'Angleterre riposte en déclenchant la première guerre de l'opium. La Chine, vaincue, accorde une indemnité de plusieurs millions aux Anglais pour l'opium qui a été détruit et cède Hong Kong à l'Angleterre.
Une deuxième guerre suivra en 1856, guerre à laquelle se joindront les Français. Le tout conduira à l'annexion d'un territoire supplémentaire autour de Hong Kong et à l'ouverture des ports chinois au commerce de l'opium.
Au XVIIe siècle, en 1660, un médecin anglais, Thomas Sydenham (né en 1624 à Winfort Eagle), met au point une préparation appelée laudanum. Cette préparation était employée comme sédatif de la douleur ou comme antispasmodique. Elle reste employée de façon occasionnelle en psychiatrie.
Thomas de Quincey, pour traiter ses neurologies faciales, utilisera du laudanum. Dans *Les Confessions d'un mangeur d'opium*, il décrit les différentes phrases de l'intoxication, de « la lune de miel » à « la lune de fiel », la tyrannie de la dépendance et les difficultés du sevrage. Son livre sera traduit en France par Alfred de Musset.
En 1837 apparaît l'élixir parégorique (du grec « adoucir, consoler »), à base d'opium, pour traiter l'asthme puis la diarrhée.
Charles Baudelaire écrit, en 1860, *Les Paradis artificiels*, livre dans lequel il vante les mérites de l'opium : « Ô juste, subtil et puissant opium !... tu possèdes les clés du paradis. »
Vers les années 1900, l'opium ne sera plus mangé ou bu sous forme de laudanum : sous l'influence coloniale du Sud-Est asiatique, on voit apparaître en France de nombreuses fumeries d'opium, à Paris et

dans les grands ports (deux cents à Toulon). Elles sont fréquentées par quantité de célébrités : Apollinaire, Alfred Jarry, Toulouse-Lautrec, Modigliani, Picasso, Henri Bataille.
En 1914, il revenait moins cher de fumer de l'opium que de boire un café.
En 1929, Jean Cocteau écrit *Opium*, qui décrit sa désintoxication. Puis l'interdiction de l'importation de l'opium fera fermer les fumeries.

Les effets physiques et psychiques

Effets à court terme : après absorption de l'opium, l'utilisateur éprouve une intense sensation de bien-être, d'euphorie, d'exaltation. Il présente un état de stupeur, une fixité du regard, une somnolence. La faim, la douleur et les pulsions sexuelles sont absentes.
L'opium peut aussi faire ressentir de la chaleur, de la lourdeur, de la stupeur ainsi qu'un dessèchement de la bouche.
La dose requise pour produire cet effet peut entraîner une certaine agitation ainsi que des vomissements, une humeur changeante.
Quand l'opium est absorbé de façon orale, ces effets se font sentir graduellement.

Les dangers immédiats (surdose)

Après la consommation de dose très forte, les pupilles se contractent, la peau est froide et la respiration ralentit jusqu'à arrêt complet pouvant occasionner la mort.

Les effets à long terme (usage chronique)

- Détérioration mentale possible ;
- cachexie, teint terreux, troubles de la mémoire, manque de volonté ;
- contraction des pupilles (myosis), yeux creux ;
- sécheresse de la bouche ;
- transpiration abondante ;
- ralentissement de la respiration, troubles pulmonaires ;
- besoin d'uriner fréquemment ;
- démangeaisons cutanées ;
- chez les femmes, irrégularités menstruelles.

Chez les femmes dépendantes, dans environ 50 % des cas on observe pendant la grossesse et à l'accouchement des complications telles que : avortement spontané, présentation par le siège, prématurité, anémie, maladie cardiaque, diabète, pneumonie, hépatite. Les nouveau-nés sont souvent plus petits que la moyenne et peuvent présenter à la naissance des signes de manque.

Le sevrage

Les signes de sevrage sont une profonde anxiété, de l'insomnie, des sueurs abondantes, des spasmes musculaires, des frissons, des grelottements et tremblements. Ils peuvent apparaître dans les quatre ou cinq heures suivant la dernière dose et durent habituellement de sept à dix jours.

Commentaires

L'opium est consommé en France dans certains milieux, en particulier chez les Iraniens. Il entraîne une dépendance physique et psychique forte.

Phencyclidine

Origine – Noms usuels

Origine chimique. Il s'agit d'un produit hallucinogène dont la réputation n'est pas très bonne dans le milieu toxicomane, en raison des effets secondaires. On la nomme aussi PCP, angel dust (poussière d'ange), crystal, super grass, acide.

Propriétés générales

La phencyclidine se présente sous forme de poudre cristalline blanche, rapidement soluble dans l'eau ou l'alcool. Elle a un goût amer, et peut être colorée ou parfumée, pour être vendue. Elle existe aussi sous forme de comprimés. Elle peut être ingérée, sniffée, injectée, fumée.

Son action, très rapide, peut durer plusieurs heures.

Histoire

La phencyclidine a été découverte en 1956 par des pharmacologistes du laboratoire Parke-Davis et commercialisée en 1960 comme anesthésique. Elle était bien tolérée sur le plan cardiaque, mais de nombreux patients déliraient durant des heures après l'anesthésie.
Elle a continué à être utilisée en médecine vétérinaire jusqu'en 1979, en particulier pour endormir les gros animaux.
Un produit dérivé de la phencyclidine est utilisé en anesthésie : la kétamine. La phencyclidine est interdite en Europe, mais il reste des consommateurs dans le monde. Son mode d'action est assez semblable à celui de la méthamphétamine.

Les effets psychiques et physiques

– Psychose avec hallucinations visuelles et auditives ;
– troubles du comportement, tendance à la violence, à l'automutilation ;
– sentiment de toute-puissance ;
– excitation, agitation, force décuplée ;
– insensibilité à la douleur ;
– troubles de la coordination motrice.

Aux États-Unis, les auteurs ont décrit des faits inquiétants : une patiente mineure avait une force démesurée. Il fallut plusieurs policiers pour la maîtriser, à l'aide de lassos (comme pour les animaux) au bout d'une longue perche.
Certains consommateurs se sentant investis d'une force surhumaine, essaient d'arrêter un train, ou une voiture sur une autoroute.
En France, on a retrouvé dans un train un consommateur de phencyclidine qui s'était lardé de 17 coups de couteau.

Les dangers immédiats (surdose)

À fortes doses, les dangers augmentent :
– états schizophréniques, automutilation, suicide, homicide ;
– nausées, vomissements, ralentissement du rythme respiratoire et cardiaque ;
– chute de la pression artérielle ;

– troubles neurologiques : réflexes très vifs, troubles de la coordination, hyperthermie, convulsions, coma, mort parfois.
Parfois des associations avec d'autres substances peuvent expliquer chez l'homme un tel tableau dramatique.
Au long cours, on observe des troubles neurologiques, parfois une destruction musculaire avec atteinte rénale.

Commentaires

Peu fréquente en Europe, la phencyclidine a une très mauvaise réputation chez les usagers de drogues. Mais elle est synthétisée dans certains pays de l'Est et pourrait réapparaître en Europe.

Premix

L'alcoolisme ne sera pas traité dans cet ouvrage, en revanche la consommation des premix chez les jeunes est abordée en raison de l'importance du phénomène et de ses dangers. La MILDT (Mission interministérielle de lutte contre les drogues et les toxicomanies) a fait de l'alcoolisme chez les jeunes une priorité de santé publique en 2008.

Origine

Premix ou pre-mix vient de l'anglais *premixed* soit « mélangé à l'avance ». Le terme désigne une boisson qui contient une partie sucrée de type soda et une partie alcoolisée. Le premix est donc un mélange de soda sucré et d'alcool titrant de 5 à 8 % en volume d'alcool. Il se présente soit en cannette, soit en petite bouteille de verre de 25 ou 33 centilitres.
L'emballage ou l'étiquetage est souvent accrocheur et vise un public jeune. Dans certains pays, on utilise le terme d'*alcopops*. On voit aussi apparaître des premix light (avec des édulcorants), ce qui permet d'attirer plus de consommateurs, en particulier chez les jeunes femmes.
C'est le plus souvent un alcool fort qui est ajouté aux sodas, mais on voit aussi de la bière et du vin : vodka pomme, vodka orange, whisky

coca, whisky orange, rhum cola, boomerang, Bacardi breeze, Smirnoff ice, Woodoo, Krista.

Propriétés générales

Dans les premix, le goût sucré masque l'alcool de la boisson et facilite l'abus. Les édulcorants accélèrent la vidange de l'estomac, ce qui augmente l'absorption de l'alcool dans le sang. Les quantités bues peuvent être importantes.

Les effets physiques et psychiques

L'alcoolémie dépend du type d'alcool consommé ainsi que du sexe, de l'âge, de la taille, du poids, de l'origine ethnique et de l'état de santé du consommateur, les adolescents étant plus sensibles que les adultes. Les effets sont ceux de l'alcool.

Pour un dosage sanguin inférieur à 0,5 g/l :
– au début, phase d'excitation, accélération du débit verbal, le consommateur parle plus fort, puis fatigue ;
– humeur gaie, aisance verbale dans un premier temps, contacts sociaux facilités ;
– levée puis perte des inhibitions ;
– diminution de la réactivité (réflexes plus lents) ;
– diminution des capacités de critique et de jugement ;
– réduction de la vue (limitation de l'horizon) ;
– diminution des capacités de concentration ;
– diminution de la coordination des mouvements ;
– risques d'accidents (en cas de conduite de véhicule) ;
– mauvaise perception des sources lumineuses mobiles ;
– mauvaise perception des distances.

État d'ivresse (dosage entre 0,6 et 1,5 g/l) :
– trouble de l'humeur, soit gaie, puérile, enjouée, soit agressive, soit dépressive (selon l'état psychique initial du consommateur et ses réactions individuelles à l'alcool) ;
– troubles de l'équilibre et difficultés d'élocution ;
– manifestations de fatigue.

Les dangers immédiats (surdose)

Dosage sanguin de 1,5 g/l à 2 g/l :
– troubles de la mémoire ;
– syndrome confusionnel avec désorientation temporo-spatiale ;
– pertes de l'équilibre, relâchement musculaire ;
– troubles des fonctions supérieures : difficultés de concentration, d'attention, du jugement ;
– vomissements ;
– absence de réactivité.

Dosage sanguin supérieur à 2,5 g/l :
– perte de connaissance ;
– coma éthylique, perte des réflexes ;
– hypothermie ;
– arrêt respiratoire, décès.

Les effets à long terme (usage chronique)

Sur le plan physique :
– dépendance physique (manifestations physiques de manque en cas d'arrêt ou de réduction de la consommation : tremblements au lever, perte d'appétit...) ;
– diminution des capacités de concentration et de la mémoire, atteinte des fonctions cérébrales ;
– lésions du foie (cirrhose, cancer), du pancréas ;
– gastrite, ulcère d'estomac ;
– tremblement des mains ;
– diminution du système immunitaire (fréquence plus élevée des maladies organiques telles que tuberculose, cancer, rhumatismes...) ;
– augmentation de l'effet cancérigène d'autres substances ;
– atteinte du myocarde ;
– atrophie cérébrale (diminution du volume du cerveau) ;
– polyneuropathie alcoolique (troubles sensitifs douloureux, fourmillements, sensation d'engourdissement, plus tard douleurs, crampes musculaires et atonie musculaire ainsi que démarche mal assurée) ;
– crises d'épilepsie ;

– syndrome de Korsakow : désorientation temporo-spatiale, polyneuropathie (trouble de la sensibilité, douleurs), troubles de la mémoire à court terme (amnésie de fixation) ;
– delirium tremens, avec issue fatale en l'absence de traitement médical ;
– embryopathie due à l'alcool : lésions de l'embryon lorsque la mère consomme de l'alcool régulièrement ou en trop grandes quantités durant la grossesse. Il s'agit ici de malformations corporelles et de lésions psychiques irréversibles, troubles du développement et de la croissance, et troubles du comportement. Ces lésions dues à l'alcool sont reprises sous le terme « syndrome alcoolique fœtal ».

Sur le plan psychique : troubles psychiatriques, réactions paranoïaques, dépression.

L'alcoolisme chez les adolescents peut entraîner des modifications de certaines cellules du cerveau et altérer les mécanismes d'apprentissage et de la mémoire.

Commentaires

L'alcool est la première cause de mortalité chez les jeunes de 15 à 30 ans : accidents de la route, passage à l'acte suicidaire, bagarres et autres violences, rapports sexuels non protégés...
Nous voyons de plus en plus d'« hyperalcoolisations », appelées *binge drinking* dans les pays anglo-saxons. Il s'agit de consommer une grande quantité d'alcool dans un laps de temps court, afin d'obtenir le plus rapidement possible une ivresse. Les hospitalisations sont alors fréquentes, avec des comas parfois gravissimes. Les garçons et les filles s'adonnent à ce type de pratique. Cinq à dix verres pour les garçons, quatre à sept verres pour les filles. Les accidents et les passages à l'acte violents sont fréquents.
Une étude américaine publiée le 7 juillet 2006 dans les *Archives of Pediatrics & Adolescent Medecine* indique que 47 % des adolescents qui commencent à boire avant 14 ans pourraient avoir une dépendance alcoolique à l'âge adulte, contre 9 % pour ceux qui attendent l'âge légal de 21 ans pour commencer à boire de l'alcool.

Elle montre aussi que les adolescents qui souffrent d'une dépendance alcoolique sont moins performants lors des examens et dans les activités spatiales (comme lire une carte).
Par ailleurs les capacités de mémorisation et d'apprentissage sont diminuées. Les études montrent aussi que le cerveau de l'adolescent peut corriger ces troubles en raison de ses facultés de résilience.

Psilocybine

Origine – Noms usuels

Origine végétale. La psilocybine est extraite des champignons hallucinogènes appartenant aux genres suivants : *Conocybe, Gymnophilus, Panaeolus, Psilocybe* et *Stropharia*. Le plus courant en France est le *Psilocybe semilanceata* ou « champignon magique ».
Souvent de petite taille, ils ont généralement des teintes marron-jaune. La plupart du temps, la chair des champignons qui contiennent de la psilocybine a tendance à prendre une coloration bleutée lorsqu'on les brise. Ils poussent toujours en groupe, et sont faciles à confondre avec d'autres champignons.
Noms courants : champignons magiques, psilo, liberty cap, champignons, shrooms, shrum, shrums, mush, mushies, fungus, fungus delight.

Propriétés générales

Ce sont des champignons hallucinogènes puissants. Après ingestion, les effets se font sentir au bout d'une demi-heure.

Histoire

Le site Internet Erowid nous renseigne sur l'histoire des champignons magiques à travers l'histoire :
D'anciennes peintures rupestres représentant des champignons hallucinogènes ont été retrouvées dans des cavernes du plateau du Tassili dans le nord de l'Algérie. Elles datent de 2 500 à 5 000 ans avant Jésus-Christ.

En Amérique centrale et en Amérique du Sud, entre 500 et 1 000 ans avant Jésus-Christ, on a construit des temples à des « dieux-champignons » et sculpté des pierres-champignons.
La culture mixtèque du Mexique central vénérait de nombreux dieux, dont l'un connu comme *Piltzintecuhtli*, ou Sept-Fleurs (son nom se dessinait dans le langage imagé comme sept cercles et une fleur), qui était le dieu des plantes psychotropes, dont le champignon divin.
Les Aztèques vénérèrent un dieu des plantes psychoactives sacrées : le Prince des fleurs. Ils utilisaient un certain nombre de plantes hallucinogènes dont les champignons psilocybes (*teonanácatl*), les graines d'ipomée (*tlilitzin*), le datura (*tlapatl* ou *toloache*), le peyotl, et les grains de mixitl pour des cérémonies religieuses durant lesquelles des transes hallucinatoires étaient provoquées, sans doute pour entrer en communication avec les dieux.
Avec la victoire de Cortés sur les Aztèques en 1521, les Européens commencèrent à interdire l'utilisation des champignons sacrés. Aussi l'usage de *teonanácatl* (« champignon merveilleux » ou « chair des dieux ») devint clandestin.
Au milieu du XVIe siècle, le prêtre espagnol Bernardino de Sahagún décrivit l'utilisation des champignons hallucinogènes par les Aztèques.
En 1956, Albert Hofmann, chercheur chimiste chez Sandoz, isola la psilocybine et la psilocyne, et développa une technique de synthèse.

Les effets physiques et psychiques

Les effets sont variables et imprévisibles. De nombreux facteurs interviennent, comme le poids, l'âge, l'humeur, les attentes, l'environnement, la nourriture ingérée, l'état émotionnel, l'état psychique, la quantité de psilocybes ingérés, l'usage d'autres drogues, de médicaments pris en même temps.

Première phase (dans les 20 à 30 minutes) :
- hallucinations visuelles, auditives, cénesthésiques (tactiles) ;
- déformation des perceptions visuelles ;
- parfois anxiété, crises de panique ;
- troubles digestifs : nausées, vomissements ;

- sécheresse de la bouche, hyperthermie ;
- engourdissements, particulièrement du visage (paresthésie) ;
- réflexes ostéo-tendineux vifs ;
- sueurs, augmentation de la température corporelle, frissons et tremblements ;
- faiblesses musculaires et tremblements musculaires ;
- augmentation de la tension artérielle et du rythme cardiaque.

Deuxième phase :
- sentiment de dépersonnalisation, sensation d'irréalité ;
- syndrome confusionnel avec désorientation temporo-spatiale ;
- sensation de légèreté ou, à l'inverse, de pesanteur corporelle, avec risque de défenestration ;
- anxiété, attaque de panique, agitation ;
- dépression ;
- incapacité à distinguer l'illusion de la réalité ;
- troubles psychiatriques graves (psychose, épisodes d'hallucinations récurrentes, paranoïa) ;
- perte de la coordination, incontinence urinaire, crises d'épilepsie.

Quelques jours après : état dépressif, asthénie, état léthargique.

Commentaires

Il peut y avoir des hallucinations récurrentes, dues à un flash-back.
Il n'a jamais été décrit de dépendance physique. En revanche il peut y avoir une dépendance psychique. Chez des grands consommateurs, il peut exister une tolérance.
Le ramassage, le transport et la vente de psilocybes sont interdits en France ; de même pour toute autre espèce contenant de la psilocybine.

Rose des bois (LSA)

Origine – Noms usuels

Origine végétale. L'acide lysergique amide (LSA) est une tryptamine naturelle. On trouve du LSA dans différentes plantes :

– dans les graines de Hawaian baby woodrose (*Argyrea nervosa*) dite rose des bois ou liane d'argent ;
– dans les graines de certains volubilis *Rivea corymbosa* comme la variété 'Gloire du Matin', appelée par les Aztèques *Ololiuqui* (« Serpent vert »). Il y a différentes sortes de 'Gloire du Matin' ; les graines qui contiennent le plus de LSA sont celles d'*Ipomea violacea* (Heavenly Blue) et *Ipomea purpurea* ;
– dans les graines de certains liserons (Convolvulacées).
– dans quelques champignons.

Propriétés générales

L'agent psychoactif est l'ergoline ou acide lysergique amide. Sa structure est voisine de celle du LSD. Son action semble moins violente et plus sédative.
Les graines sont mâchées puis avalées. Les effets commencent 30 à 60 minutes après ingestion et durent 6 à 10 heures.

Histoire

Les Aztèques ont utilisé les propriétés de l'Ololiuqui dans des rituels mystiques pour communiquer avec les dieux (c'est aussi une drogue dite enthéogène). Une autre utilisation était les rituels divinatoires. Dans ces sociétés, seuls les chamans, guérisseurs ou prêtres avaient le droit de consommer des drogues hallucinogènes, selon des règles très codifiées.

Les effets physiques

On peut observer des crampes, des nausées, des vomissements, des diarrhées, une dilatation des pupilles (mydriase).

Les effets psychiques

Les effets psychiques sont équivalents à ceux des autres plantes hallucinogènes : euphorie, modification des perceptions, troubles de la pensée, propos incohérents, distorsion du temps et de l'espace, hallucinations visuelles, troubles de l'humeur, anxiété, sédation.

Les dangers immédiats

La prise peut aggraver des troubles psychiatriques existants : anxiété, dépression, délire.
Ces plantes s'avèrent dangereuses pour la femme enceinte, pour le fœtus et pour l'utérus. Certaines contiennent une molécule (l'ergométrine) qui est un stimulant de l'utérus.

Commentaires

Ce type de drogue n'entraîne pas de dépendance, ni physique ni psychique. Internet facilite sa diffusion et donc sa consommation, comme celles de nombreuses plantes hallucinogènes. Les expériences ne sont pas toujours plaisantes et s'avèrent même parfois angoissantes voire destructurantes pour les usagers.

Sauge divinatoire

Origine – Noms usuels

Origine végétale. Il s'agit d'une plante vivace tropicale, la *Salvia divinorum* (sauge des devins), appartenant à la famille des Lamiacées (même famille que la menthe). Elle pousse naturellement au Mexique, dans des zones humides, et a été longtemps utilisée par les Indiens mazatèques de la province d'Oaxaca au Mexique lors de rituels religieux ou de guérison.
Elle est aussi appelée : feuille de la bergère (*Hojas de la pastora*), feuille de la Vierge, herbe de Marie, *Ska Maria pastora* (en mazatèque), *Pipiltzintzintli* (nom aztèque supposé), menthe magique (*Magic Mint*), Lady Sally, salvia.

Propriétés générales

Il s'agit d'une plante aux effets hallucinogènes, divinatoires et psychédéliques décrits par certains usagers comme uniques et différents de ceux des substances classiques telles que le LSD, le psilocybe ou autres plantes hallucinogènes.
On parle aussi de la sauge divinatoire comme d'une plante enthéogène (substance hallucinogène favorisant une expérience mystique).

Elle contient des salvinorines. La salvinorine A est le produit actif le important sur le plan quantitatif et le plus actif chimiquement. Le mécanisme d'action est propre à la salvinorine A et ne ressemble à aucun autre mécanisme connu. Les autres composants sont :

- salvinorine F (activité inconnue) ;
- salvinorine B et C ;
- salvinorine TGA ;
- divinatorine A ;
- divinatorine D ;
- divinatorine E ;
- salvinicinse A.

On la trouve sous forme de feuilles fraîches, de feuilles séchées, de poudre, d'extraits dilués. La sauge divinatoire se présente généralement sous forme de poudre végétale sèche de couleur verte ou noire, parfois nommée « extrait » de salvia.
Les flacons sont étiquetés suivant le dosage, de 1X à 50X.
Elle a été trouvée la première fois en France en 2001 (rapport TREND 2001).
Les feuilles sont soit mastiquées, soit séchées et fumées. Les sucs gastriques altèrent l'activité de la salvinorine A. La substance est amère et entraîne une hypersalivation.
Elle est souvent fumée dans des pipes à eau. La température doit monter à 240° pour libérer le principe actif.

Histoire

C'est une plante utilisée par les Aztèques et par les Indiens mazatèques certainement depuis des siècles. Elle a été répertoriée pour la première fois par Jean Basset Johnston alors qu'il étudiait les rituels des Indiens mazatèques au Mexique.
En 1994, le pharmaco-ethnologue Daniel Siebert de Los Angeles en décrivit les modalités de consommation et les effets dans un article du *Journal of ethnopharmacologie*.

Les effets psychiques

Les effets du produit fumé surviennent après 20 à 60 secondes et sont à leur maximum au bout d'une à deux minutes. Ils disparaissent après 20 à 40 minutes.

La dose de 200 microgrammes en inhalation est considérée comme la dose minimum efficace pour obtenir les effets recherchés (Siebert, 1994).

Les effets réalisent un « voyage » ou « trip » qui évolue graduellement en six étapes fonction de la quantité de substance absorbée. Ceci est très bien décrit par Sage Student, un auteur anonyme couramment repris dans la littérature sur ce sujet. Il décrit une échelle du « trip » de salvia dont chaque lettre correspond à un degré croissant des troubles :

– S : pour « effet **s**ubtil » : c'est la première phase du trip, qui amène un état de relaxation avec des effets légers comparés à ceux produits par de faibles doses de marijuana ;

– A : pour « perception **a**ltérée » : phase de modification des processus de pensée durant laquelle on décrit une appréciation renforcée de la musique avec modification discrète de l'espace ;

– L pour « **l**éger état visionnaire » : effets psychédéliques, perception d'images, les yeux fermés, souvent bidimensionnelles. Il s'agit d'un état proche de l'hypnose mais avec maintien d'une perception intacte de la réalité ;

– V pour « état **v**isuel » : les yeux fermés, le sujet entre dans un état de rêve, amorce un voyage chamanique (trip) à travers le monde et les âges avec des images tridimensionnelles. C'est l'état du tapis volant. L'état de conscience reste encore lucide ;

– I pour « **i**dentité altérée » : il y a perte d'identité personnelle avec expériences mystiques et fusion avec d'autres objets ou avec l'univers ;

– A pour « **a**nesthésie » : cet état s'observe lors de la consommation de fortes doses de la substance. C'est la perte de conscience durant plusieurs minutes avec possibilité de somnambulisme et passage à l'acte. Une amnésie secondaire est observée.

Les effets physiques

– Engourdissement des membres ;

– picotements cutanés ;

– déséquilibre, troubles de la coordination ;
– troubles de la vision ;
– désorientation temporo-spatiale, syndrome confusionnel ;
– ivresse.

Les dangers immédiats

Il n'est pas décrit de dangers physiques. Sur le plan psychique, il est observé parfois des angoisses et des expériences anxiogènes.

Commentaires

Il n'y a pas de dépendance physique ni psychique. Cette drogue n'est pas interdite en France. Son usage se limite à des initiés qui recherchent des expériences de type mystique. La salvia semble facile à doser et à gérer. Elle est facilement disponible en Hollande ou sur certains sites Internet.

Solanacées

Origine

Origine végétale. Il s'agit de plantes très communes appartenant à l'ordre des solanales qui comprend 2 500 espèces. Nous nous intéresserons aux solanacées vireuses, qui contiennent des alcaloïdes hallucinogènes. Il s'agit de la belladone (*Atropa belladona*), de la mandragore (*Mandragora officinarum*), de la jusquiame noire (*Hyoscyamus niger*), du datura stramoine (*Datura stramonium*).
La belladone est très vénéneuse. Il s'agit d'une plante vivace formant de grandes touffes au-dessus d'une racine conique de grandes dimensions. Cette plante pousse en Europe, en bordure des forêts, sur des terrains abandonnés. La partie souterraine de la mandragore (le rhizome) est bifide et rappelle la silhouette d'un homme avec ses bras, ses jambes et son sexe, d'où les noms d'*homonculus* et d'*anthropomorphon* donnés parfois à la plante. Cette particularité a également valu à la plante une réputation assez sinistre. La jusquiame noire est une plante herbacée annuelle ou bisannuelle à tige très ramifiée (jusqu'à 80 centimètres de haut). Toute la plante est velue et visqueuse et exhale une odeur désagréable.

La belladone est aussi appelée : belle-dame, cerise du diable, deadly nightshade, pomme des fous. La mandragore : Mandrake, demi-homme, homme planté, herbe de Circé, pomme d'amour, main-de-gloire, homonculus, anthropomorphon. La jusquiame : fève de porc, potelée, herbes aux engelures, tue-poules.

Propriétés générales

Les solanacées citées contiennent des alcaloïdes : atropine, scopolamine, hyocyamine, qui sont responsables des effets physiques et psychotropes. Elles peuvent entraîner en particulier des effets hallucinogènes. D'autres solanacées sont des plantes courantes qui ne possèdent pas d'alcaloïdes : pomme de terre, tomate, aubergine, piments, pétunia, physalis, morelle noire, douce-amère...
Une autre solanacée dont les effets sont bien connus est le tabac.

L'*atropine* a des effets particuliers : elle va agir en s'opposant à l'action de l'acétylcholine dans le système nerveux central et périphérique.
Au niveau central, à doses importantes, elle provoque d'abord une excitation, un délire (le délire atropinique), des troubles de la mémoire puis elle provoque une paralysie.
Au niveau périphérique, on observe : une accélération cardiaque, une diminution des sécrétions (sueur et salive), le relâchement des muscles lisses, des troubles de la vision avec une mydriase (dilatation des pupilles) et l'arrêt de l'accommodation (l'œil ne peut plus procéder à la netteté de la vision).

La *scopolamine* est un alcaloïde proche de l'atropine sur le plan chimique. Elle a les mêmes effets périphériques que l'atropine, mais est de plus un sédatif central. Elle provoque des hallucinations, de l'amnésie (trouble de la mémoire) et des pertes de conscience. On en trouve dans le datura ou la jusquiame. Elle est active à des doses de l'ordre du dixième de milligramme. À fortes doses, l'intoxication peut être mortelle. Il peut y avoir des séquelles psychiatriques plusieurs mois après l'intoxication. La scopolamine a été testée comme « sérum de vérité » pendant la Seconde Guerre mondiale. Elle peut être utilisée pour détrousser des gens, qui ne se souviendront pas de ce qui leur est arrivé.

La *hyocyamine* ressemble aussi à l'atropine sur le plan chimique. Elle exerce une action périphérique en bloquant les récepteurs de l'acétylcholine. Elle empêche la contraction des muscles lisses, ce qui entraîne un ralentissement du transit intestinal. Elle donne une mydriase, une accélération du rythme cardiaque, une diminution des sécrétions salivaires et une diminution de la transpiration.

Histoire

L'utilisation médicale de la mandragore semble très ancienne : en Mésopotamie, plus de 2000 ans avant Jésus-Christ, les prêtres babyloniens de Chaldée y avaient recours (sous le nom de *yabinhin*) pour son action narcotique et antalgique.
On trouve des racines de mandragore sur les tombeaux des rois de Thèbes, datant de 1 800 ans avant Jésus-Christ.
De même, une représentation de mandragore orne l'intérieur du tombeau de Toutankhamon. Dans la légende d'Hathor, la mandragore a des propriétés somnifères : le dieu soleil Amon Râ endort à l'aide de jus de mandragore sa fille Hathor qui s'apprêtait à massacrer l'humanité.
Les vertus de la mandragore sont citées dans l'Ancien Testament. Rachel, l'épouse de Jacob, ne pouvait avoir d'enfant. Elle consomma une racine de mandragore et peu après donna naissance à Joseph. Le Cantique des cantiques fait l'éloge de cette plante :

Viens, mon bien-aimé, allons aux champs!
Nous passerons la nuit dans les villages,
dès le matin nous irons aux vignobles,
nous verrons si la vigne bourgeonne,
si les pampres fleurissent,
si les grenadiers sont en fleur.
Alors je ferai le don de mes amours.
Les mandragores exhalent leur parfum,
À nos portes sont tous les meilleurs fruits...

Hannibal, envoyé par les Carthaginois contre les Africains révoltés, se retira après un bref combat, en laissant sur place des tonneaux

de vin dans lesquels il avait fait infuser des racines de mandragore. Il revint à l'attaque alors que l'ennemi, en ayant bu, était dans un état d'ivresse et de sédation. Hannibal utilisa à plusieurs reprises ce stratagème.
Dioscoride, médecin grec, amassa de grandes connaissances botaniques. Il compila vers l'an 70 une liste de plantes médicinales et de leurs usages. L'œuvre, écrite en grec, est plus connue sous son nom latin : *De Materia Medica*. Parmi les six cents plantes et mille remèdes décrits (dont une quarantaine existent toujours à l'heure actuelle), il énonça les dangers de la jusquiame.
Théophraste (IIIe siècle avant Jésus-Christ) décrit les rituels requis pour arracher les racines de mandragore. Les Grecs et les Romains utilisaient les racines de mandragore pour calmer les douleurs, l'anxiété et favoriser le sommeil.
Au Moyen Âge, la racine de mandragore faisait partie des substances employées par les guérisseurs et les sorcières. Ses propriétés hallucinogènes et narcotiques furent largement utilisées, soit comme anesthésiant pour pratiquer des interventions, soit comme ingrédient entrant dans la confection de philtres.
La forme caractéristique de sa racine qui rappelle celle d'un homme lui a valu une réputation d'herbe magique. Les sorcières du Moyen Âge s'enduisaient les muqueuses et les aisselles d'un onguent à base de mandragore et de jusquiame, ce qui provoquait des états seconds avec hallucinations, sensation de lévitation et visions « sataniques ».
Les sensations de lévitation sont à l'origine du mythe de la sorcière qui s'envole sur son balai.
À la Renaissance, en Italie, la coquetterie poussait les dames à se mettre des gouttes contenant des extraits de belladone dans l'œil, afin de dilater la pupille. D'où le nom de belladone, c'est-à-dire « belle dame ».

Les effets physiques et psychiques

On retrouve les effets parasympatholytiques : une mydriase (dilatation des pupilles), une diminution des sécrétions, une diminution du péristaltisme entraînant la constipation, une accélération du rythme cardiaque, une dilatation des bronches.

L'usager présente par ailleurs une sécheresse de la bouche, une élévation de la température corporelle, une rétention d'urine, des nausées voire des vomissements, des rougeurs de la peau, des troubles de la vision.
La scopolamine fait perdre la volonté et la mémoire des faits postérieurs à la prise (amnésie antérograde).
Les effets hallucinogènes entraînent des visions très colorées, souvent des formes géométriques qui bougent ; on parle d'effets psychédéliques.

Les dangers immédiats

On cite parfois des expériences hallucinogènes très anxiogènes, avec attaques de panique et visions terrifiantes. Il y a des risques de décompensation psychotique, le plus souvent réversible mais parfois définitive.
De fortes doses peuvent entraîner le décès par troubles du rythme cardiaque et respiratoire après des convulsions.

Commentaires

Les solanacées vireuses sont dangereuses, difficiles à doser. Les expériences hallucinatoires sont souvent anxiogènes, terrifiantes, avec un cortège de symptômes physiques qui augmentent l'angoisse de l'usager. En conséquence, les consommations sont rarement régulières.
Ce sont des plantes couramment trouvées en France.
Il n'y a pas de réelle dépendance.

Solvants

Origine

D'origine chimique, ils sont très nombreux. Ce sont le plus souvent des produits en vente libre et dont la possession est licite. Les usagers sont en général très jeunes, ils n'ont pas conscience des dangers de tels produits chimiques. Les consommations de solvants sont en augmentation.

Produits	Contenus
Aérosols (réfrigérants, nettoyants ménagers, antitussifs, laque de coiffage, bronchodilatateurs, déodorants, antiseptiques)	Hydrocarbures fluorés, propane, isobutane
Détachants, dégraissants, produits de polissage de meubles	Hydrocarbures chlorés, naphta
Colles, ciments, rustines en caoutchouc, eau écarlate, stylos marqueurs	Toluène, cyclohexane, éthanol, chloroforme, xylène, méthyléthylacétone, acétone, trichoréthylène
Combustibles pour briquet	Hydrocarbures aliphatiques et aromatiques
Agents utilisés dans les extincteurs	Bromochlorodifluorométhane
Dissolvants pour vernis à ongles	Acétone, acétates aliphatiques, benzène
Gaz en bonbonne et naturel	Butane, propane, éthane
Blanc correcteur	Toluène, xylène
Boules antimites	Naphtalène, paradichlorobenzène
Désodorisants pour toilettes	Paradichlorobenzène
Peintures émail, vernis, diluants	Toluène, chlorure de méthylène, benzène, éthanol, acétates aliphatiques
Pétrole, essence, naphta gazeux, benzine	Hydrocarbures aliphatiques, benzène, toluène, xylène, butane, hexane, pentane
Anesthésiques, siphons de crème fouettée	Protoxyde d'azote, isoflurane, éther diéthylique, halothane, enflurane, chloroforme
Parfums d'intérieur, poppers	Nitrite d'amyle, de butyle et d'isobutyle

Propriétés générales

Ce sont des substances qui ont une action psychotrope, souvent euphorisantes et ébrieuses. Les usagers respirent les vapeurs.
La plupart des produits à inhaler sont des solvants d'hydrocarbures volatils dérivés du pétrole et du gaz naturel. Les deux principales

exceptions sont le nitrite d'amyle (poppers) et le protoxyde d'azote (un anesthésiant).
Le terme « volatil » signifie que les hydrocarbures s'évaporent au contact de l'air et le terme « solvant » fait référence à leur propriété, sous forme liquide, de dissoudre plusieurs autres substances.
Une étude canadienne a montré que presque la moitié des usagers des solvants ont commencé à inhaler des solvants quand ils n'avaient pas plus de 4 à 11 ans.
On a identifié des facteurs associés à l'inhalation de substances, tels que la toxicomanie et l'alcoolisme dans la famille, les conflits familiaux, le chômage, la malnutrition ou la négligence, les difficultés financières de la famille et les mauvais traitements.
Plusieurs raisons expliquent l'addiction aux solvants : la curiosité, l'influence des amis, le besoin d'impressionner les autres ou de faire comme eux. Les solvants sont très accessibles et peu onéreux. Il existe plus de 1 400 produits inhalants.

Histoire

L'inhalation de substances existe depuis des siècles. Certains auteurs pensent que les transes prophétiques de la pythie de Delphes étaient induites par des hydrocarbures gazeux (méthane, éthane et éthylène) qui s'infiltraient par les fissures du sol du temple.
C'est l'alchimiste Raymond Lull qui a découvert l'éther en 1275.
Il fut synthétisé pour la première fois en 1540 par Valerius Cordus, pharmacien botaniste allemand qui l'appelle l'« huile douce de vitriol » car il le fabrique par distillation d'un mélange de « vitriol » (acide sulfurique) et d'esprit de vin (éthanol). On l'a appelé éther sulfurique car pour sa fabrication était utilisé de l'acide sulfurique. Peu de temps après, Paracelse découvre ses propriétés analgésiques.
C'est A. S. Frobenius qui le baptisa « éther » en 1730.
Guy de Maupassant avait contracté la syphilis et souffrait de très fortes migraines, d'hallucinations, d'anxiété, conséquences aussi d'une maladie mentale héréditaire (sa mère était suicidaire, son frère cadet finira dans la démence). Il essaie de se soigner par des drogues et par l'abus d'éther (dont il fait l'apologie dans *Rêves*).
L'éther est sur la liste II des stupéfiants depuis 1988.

Au XIIIe siècle, l'éther était commercialisé sous forme d'un tonique médicinal : l'Anodine.
Au XIXe siècle, on inhalait couramment les vapeurs d'éther ou de protoxyde d'azote en Europe, en Grande-Bretagne et en Amérique du Nord. Il a servi de substitut à l'alcool aux États-Unis durant la prohibition (1920-1933).
L'inhalation de colles pour modèles réduits ou de colles à rustines et de dissolvants à vernis à ongles s'est surtout répandue dans les années 1960.
Les progrès de la chimie depuis le XIXe siècle ont permis l'arrivée de très nombreux solvants et aérosols.

Les effets physiques et psychiques

Les vapeurs inhalées passent par les poumons puis dans le sang, elles atteignent rapidement le cerveau et les organes vitaux. Les solvants organiques entraînent une brève euphorie.
Cela débute par une euphorie et une ébriété assez semblable à celle de l'alcool. Certains usagers sont étourdis, d'autres vont avoir des hallucinations. Cet état s'accompagne de :
– témérité et sensation de toute-puissance ;
– sensation d'engourdissement, d'apesanteur et dissociation de l'environnement ;
– difficulté de coordination motrice ;
– difficulté d'élocution, vertiges, nystagmus ;
– dilatation de la pupille (mydriase), odeur parfumée de l'haleine en fonction du produit inhalé ;
– on observe une pâleur, une fatigue, des tremblements, une incapacité de penser clairement, une distraction, une perte de poids, de la soif, de l'irritabilité.
Une fois l'euphorie passée, le solvant exerce une action dépressive sur le système nerveux central et on observe un ralentissement du rythme cardiaque et respiratoire.
Tous les solvants peuvent être mortels. Surtout s'ils sont associés à d'autres drogues ou à de l'alcool.

Les dangers immédiats

L'inhalation de vapeurs peut entraîner un arrêt cardiaque. Cela se produit lorsqu'une montée d'adrénaline due à des efforts soutenus (danse, course, frayeur) chez une personne intoxiquée provoque des battements de cœur irréguliers, entraînant l'arrêt cardiaque. C'est ce qu'on appelle communément la « mort subite du renifleur ».

On a retrouvé des jeunes, un sac plastique sur la tête, morts asphyxiés. Ils avaient perdu conscience.

D'autres se suicident involontairement. Pendant le moment d'euphorie, ils se croient invincibles et pensent pouvoir, par exemple, sauter d'un pont sans se blesser.

Certains ont été brûlés vifs lorsque le produit a pris feu (car ils chauffaient le solvant pour augmenter les vapeurs).

Les dangers à long terme (usage chronique)

L'utilisation prolongée entraîne une détérioration physique et psychologique, allant de la confusion mentale à la paranoïa. Il peut aussi y avoir des dommages cérébraux. Une épilepsie séquellaire subsiste parfois. On observe des troubles de la mémoire.

Certains hydrocarbures aromatiques nuisent à la formation des globules rouges. D'autres peuvent entraîner un dysfonctionnement des reins, du foie, du cœur, des poumons, de la moelle osseuse.

On observe aussi des troubles du rythme cardiaque (arythmie), des maux de tête, des vomissements, des douleurs à l'estomac, une perte d'appétit, une augmentation des sécrétions nasales, des ulcères des gencives, une irritation de la gorge, du nez, des yeux.

Les conséquences sur le comportement comprennent :

- mauvais résultats scolaires ;
- désintéressement par rapport aux amis, isolement ;
- manque d'hygiène personnelle ;
- sautes d'humeur extrêmes ;
- comportement agressif et violent ;
- mauvaise estime de soi et troubles de comportement.

Le sevrage

Si l'usager dépendant est brusquement privé de son produit, des symptômes de sevrage se manifestent : frissons, maux de tête, hallucinations, douleurs abdominales, brève période d'excitation caractérisée par l'irritabilité, l'agitation, et une accélération du rythme cardiaque.

Commentaires

La dépendance psychique est parfois très contraignante. Il y a aussi un phénomène de tolérance (besoin d'augmenter les doses pour obtenir le même effet).
Quelques signes à surveiller en cas de suspicion de consommation de solvants :
– yeux larmoyants ou rouges ;
– maux d'estomac ou vomissements ;
– saignement ou écoulement nasal ;
– diarrhée et douleurs abdominales ;
– salivation et crachats ;
– maux de tête ;
– étourdissements ;
– taches sur les mains et les doigts ;
– odeur de produits chimiques sur les vêtements, dans les cheveux et l'haleine.

Il existe une consommation de solvants chez des enfants dès 12 ans en France. Elle est dangereuse et souvent méconnue des parents.

Cas cliniques

Histoire de Bachir

Il s'agit d'un patient de 22 ans, marocain, célibataire, qui est transféré d'une clinique au centre hospitalier de Saint-Denis en mars 2004. Il consulte pour cyanose du gros orteil et du cinquième orteil du pied gauche, avec une insensibilité de ces orteils et les pieds froids.
À la mi-décembre 2003, il avait consulté pour un pied gauche douloureux, mis sur le compte d'une entorse au travail. Puis il a consulté à l'hôpital Bichat : on constate un syndrome inflammatoire biologique et une inflammation locale. Il est placé sous anti-inflammatoire non stéroïdien et Di-Antalvic® et mis en arrêt de travail. Il n'y a pas d'amélioration, les orteils bleuissent et le pied gauche est douloureux.
Il va être hospitalisé en clinique en février 2004 pour ischémie critique distale du pied gauche, puis transféré à l'hôpital.
Une artériographie des membres inférieurs montrera :
– à la jambe droite, une occlusion de l'artère péronière et tibiale postérieure ;
– à la jambe gauche, une occlusion de l'artère péronière, de l'artère tibiale postérieure et antérieure.
Il sera mis sous traitement anticoagulant de type héparine. Peu à peu, une amélioration de la coloration du pied et des troubles sensitifs apparaît.

L'interrogatoire révèle qu'il consommait du cannabis depuis l'âge de 16 ans, vingt joints par jour. Ce patient a fait une artérite inflammatoire liée à sa consommation de cannabis. Non traitée, cette pathologie aurait évolué vers une amputation du pied. Cette pathologie est très rare, mais décrite dans la littérature médicale.

Histoire de Bernard

Il s'agit d'un patient de 33 ans, originaire des Antilles. Bien inséré, il est directeur d'une association. Il déclare ne pas avoir de difficultés financières.
À partir de l'âge de 17 ans, il consomme du cannabis, puis à partir de 23 ans il va fumer du crack. Il s'arrête ensuite quelques années. Face à des difficultés familiales, il rechute trois mois avant de consulter.
Il consomme deux à trois «galettes» par jour, dépense 150 euros tous les deux jours. Son état de santé l'inquiète : il est essoufflé, a des crises de palpitations, des sueurs, son état dentaire se détériore. Il a des angoisses, est dépressif, agressif avec sa compagne quand il est en manque.
Le crack ne lui procure aucun plaisir. Il se sent persécuté, il présente des éléments de délire paranoïaque.
L'interrogatoire montre un état dépressif ancien, non traité. Bernard utilise le crack comme un antidépresseur qui lui permet d'affronter ses difficultés familiales. Il a pris conscience qu'il s'agit surtout d'une fuite et que son état dépressif, loin de s'améliorer, a tendance à s'aggraver.
Son histoire illustre d'une part le fait qu'un patient, sorti d'une dépendance depuis des années, peut rechuter dans un processus toxicomaniaque et montre d'autre part que la consommation de crack se voit souvent chez des gens insérés.
Même s'il était sevré depuis des années, il garde en mémoire une vulnérabilité et des réflexes de consommation qui s'expriment rapidement face à un événement de vie traumatisant.

Histoire de Samir

Il s'agit d'un jeune patient de 26 ans traité pour une pathologie schizophrénique depuis cinq ans. Il est suivi dans un centre médico-psychologique. Il prend un traitement neuroleptique adapté. Samir va mieux, la symptomatologie délirante a rétrocédé grâce à la prise

en charge psychothérapique et médicamenteuse. Il vit seul et travaille dans un service municipal, gérant les espaces verts.
Il nous est adressé pour consommation de solvant à base de trichloréthylène. Il sniffe très régulièrement des vapeurs d'un détachant courant (eau écarlate).
Notre confrère psychiatre nous signale des périodes d'ébriété, avec une haleine caractéristique, une agressivité, des troubles du comportement.
L'examen montrera :
– des troubles confusionnels (perte de repères dans le temps et l'espace) ;
– des maux de tête, des vertiges ;
– des étourdissements, des douleurs abdominales ;
– une agressivité avec ses proches et ses collègues.

Samir nous expliquera qu'il avait une nostalgie des périodes délirantes depuis qu'il prend un traitement neuroleptique. À la suite d'une discussion avec un ami, il décide de faire comme lui et de sniffer un détachant. Il recherche à la fois une ébriété et des hallucinations. Les hallucinations psychotiques ayant disparu avec le traitement neuroleptique, le solvant lui permet de revivre des périodes hallucinatoires.

Histoire de Damien

Damien est un étudiant en droit de 20 ans, issu d'un milieu social aisé. Il est passionné de musique techno et a participé à une rave-party durant l'été. Il vient nous voir à la rentrée scolaire, accompagné de sa mère. Il nous explique qu'il a des angoisses et un sentiment d'étrangeté. Il a peur des gens dans la rue, se dit déprimé.
L'interrogatoire révèle que lors de la rave-party, il a consommé un comprimé d'ecstasy. Depuis, il se sent mal, il a l'impression que l'on parle de lui dans la rue. Il a un sentiment d'étrangeté du corps, il perçoit mal les limites de son corps. Nous retrouvons aussi un délire de type paranoïaque, avec des thèmes persécutifs et un mécanisme interprétatif. Il a l'impression que l'on parle de lui à la télévision sans le nommer précisément.

Nous lui proposerons un traitement psychotrope adapté et une prise en charge psychologique. Le traitement par neuroleptique permettra rapidement une amélioration des troubles délirants.
La psychothérapie sera poursuivie durant plusieurs années, Damien étant un jeune homme fragile, avec des événements de vie douloureux. Il fume aussi du cannabis depuis l'âge de 15 ans et a consommé du LSD, de la psilocybine, des amphétamines, de la kétamine.
Il sera tenté à plusieurs reprises de prendre de l'ecstasy et chaque fois la symptomatologie délirante réapparaîtra.

Cela ne veut bien sûr pas dire que la consommation d'un comprimé d'ecstasy fait toujours délirer, mais que certains sujets fragiles ont une vulnérabilité particulière à ce type de produit.

Histoire de Kévin

Il s'agit d'un jeune homme de 30 ans, qui consulte pour un malaise général et une rupture sentimentale. Il est issu d'une famille aisée, ses parents ont divorcé quand il avait 16 ans. Il garde d'excellents rapports avec sa mère, il n'est pas proche de son père. Il a une sœur aînée qu'il voit peu. La rupture sentimentale a été un choc, une souffrance et une prise de conscience pour lui : il s'est rendu compte qu'il vit dans une spirale d'échecs, dans tous les domaines de sa vie, depuis une quinzaine d'années.
Après quelques entretiens, nous mettons en évidence les difficultés de Kévin :
– échec scolaire depuis la seconde, il rate son baccalauréat. Il fait un BTS de communication et de publicité qu'il ne terminera pas ;
– il décrit des troubles de la concentration et d'apprentissage, et un désintérêt pour ses études ;
– il ne lit plus, alors qu'il aimait la lecture, enfant ;
– insertion professionnelle difficile, il fait des petits boulots, abandonne parfois ses emplois ;
– peu à peu il se dispute avec tous ses amis, il s'isole ;

– il est en conflit avec son père, qui lui renvoie une image de « raté » ;
– il a eu plusieurs déceptions sentimentales.

Il semble très marqué par ses relations amoureuses qui se terminent toujours mal. Souvent ses amies lui reprochent sa distance, sa froideur, son absence, son irritabilité, ses sautes d'humeur, ses phases d'abattement, sa tendance à faire la tête, à s'isoler, son manque de patience, son intolérance à la frustration…
Il évoquera aussi ses difficultés sexuelles, sa baisse de libido.

L'examen mettra en évidence une consommation de cannabis depuis l'âge de 15 ans. Il n'en parlera pas d'emblée, et banalisera sa consommation. Il reprend un discours souvent entendu, disant qu'il fume des joints comme tout le monde, que c'est un produit naturel…
En fait, sa consommation était importante : entre cinq et dix joints par jour. Il recherchait surtout de l'herbe fortement dosée. La prise en charge sera surtout psychothérapique et sera longue.

Histoire de Samia

Il s'agit d'une jeune femme de 28 ans, mère d'une petite fille de 5 ans, qui s'adresse au centre pour une consommation d'héroïne par voie intraveineuse. Elle a sombré dans l'héroïne il y a trois ans. Elle avait divorcé du père de sa fille un an auparavant. Il y avait de la violence dans le couple. Elle a fait une tentative de suicide par arme blanche : coup de couteau dans le ventre.
Elle a refait sa vie avec un dealer d'héroïne. Peu à peu, elle s'est mise à consommer des quantités de plus en plus importantes d'héroïne. Puis son ami a été condamné pour trafic de stupéfiants. Pour continuer sa consommation, elle s'est prostituée, acceptait des pratiques sado-masochistes. Sa mère gardait sa fille.
Elle s'est détériorée physiquement et psychiquement. Elle souffre d'une hépatite C.

Un traitement substitutif par buprénorphine HD lui sera proposé, ainsi qu'une psychothérapie.
Elle nous fera part d'un passé lourd : divorce parental, abus sexuels...
La prise en charge est difficile, émaillée de rechutes. Mais elle sortira de la prostitution, travaillera dans un cabinet comptable, refera sa vie sentimentale et aura un deuxième enfant.

Histoire de Véronique

Cette patiente de 33 ans, avocate, consulte pour des troubles anxieux aigus. Elle présente depuis quinze jours des crises d'attaques de panique. Les crises surviennent dans des circonstances très diverses, dans la rue, dans un magasin ou chez elle.
Elles sont terrifiantes : impression de mourir, de perdre la maîtrise de soi, sentiment d'irréalité. Elle décrit un cortège de signes physiques associés : palpitations, sueurs, sensation d'étouffement, oppression thoracique, boule œsophagienne, jambes molles, picotement dans les membres.
Elle n'ose plus sortir seule de chez elle. Elle a consulté un généraliste qui l'a mise en arrêt de travail et lui a prescrit des anxiolytiques.
L'interrogatoire ne retrouve aucun antécédent de ce type. Véronique nous fait part d'une consommation d'un comprimé d'ecstasy, lors d'une soirée chez des amis. Elle a mal vécu cette prise de produit, qui a été une expérience très anxiogène pour elle. Elle n'avait jamais consommé auparavant ce type de drogue. Il lui était déjà arrivé de fumer du cannabis en soirée.
Elle sera traitée par de petites doses de tricycliques, durant une année. Les anxiolytiques seront arrêtés, ils ont été inefficaces.

Ce cas assez typique se rencontre de temps en temps. Une prise unique d'ecstasy, ou parfois de skunk, peut entraîner des crises d'attaques de panique susceptibles de durer plusieurs mois, voire plusieurs années. Il y a parfois un intervalle libre entre la prise de produit et les crises d'attaques de panique. Il faudra souvent un traitement long.

Histoire de Camille

Il s'agit d'une jeune femme de 23 ans qui m'est adressée pour des troubles dépressifs atypiques. Elle est étudiante en BTS de gestion, en échec dans ses études. Elle est issue d'un milieu aisé, ses parents se séparent.

Depuis quelques mois, elle n'arrive plus à travailler, à se concentrer. Elle se dit mal dans sa peau, elle a reçu un traitement neuroleptique lourd. Elle se plaint d'une prise de poids de 15 kilos.

Il existe chez elle un syndrome dépressif avec douleur morale, sentiment de dévalorisation et idées suicidaires.

Malgré le traitement neuroleptique lourd, elle présente toujours une symptomatologie délirante. Elle a des hallucinations auditives et cénesthésiques (hallucinations sensorielles touchant le corps), avec des thèmes de possession, d'ensorcellement, de persécution.

Il existe aussi un automatisme mental dit de « Clérambault » : impression de ne plus être maître de ses pensées, d'être téléguidée, d'entendre des commentaires des actes et des pensées. Camille évoque ses petits démons qui lui parlent en permanence, qui lui donnent des ordres, parfois l'insultent ou se moquent d'elle. Elle écoute souvent de la musique avec un casque pour ne pas entendre les voix.

L'arrêt du cannabis n'amène pas une disparition des troubles. La consommation de cannabis de Camille a débuté il y a cinq ans. Cet usage est important et quotidien et antérieur à l'apparition de la symptomatologie délirante.

Il est à noter que nous ne retrouvons pas de dissociation de la pensée, du langage, de l'affectivité, du comportement.

En dehors de ces hallucinations, le discours est bien construit, logique, adapté. La personnalité n'est pas schizoïde, elle est plus de nature histrionique.

Camille est manifestement entrée dans un processus psychotique de type schizophrénique. Mais la symptomatologie et la personnalité ne sont pas typiques. Nous pouvons nous interroger sur le rôle du cannabis dans l'apparition de cette pathologie.

Histoire de Paul

Il s'agit d'un jeune patient vu pour la première fois au centre à l'âge de 20 ans. Il travaille en CDI dans une grande surface. Depuis l'âge de 16 ans, il prend et vend du cannabis et de l'ecstasy. À partir de 18 ans, il prend de l'héroïne par voie nasale. Il nous dit prendre des drogues parce qu'il s'ennuie et pour lutter contre un état dépressif. Un traitement lui est proposé ainsi qu'une prise en charge psychologique ; il ne viendra pas aux rendez-vous.

Deux ans après, nous revoyons Paul, adressé par un centre de rééducation, pour un traitement de substitution aux opiacés. Il a eu une polyradiculonévrite prédominant sur l'hémicorps droit (ou syndrome de Guillain-Barré). Il a un déficit moteur et sensitif important des membres supérieur et inférieur droits. Il vient au centre en ambulance, se déplace en fauteuil roulant.
L'hypothèse d'une polyradiculonévrite d'origine toxique (héroïne) est posée.

Histoire de Mohamed

Il s'agit d'un patient de 35 ans qui nous est adressé par les urgences de l'hôpital pour dépendance aux benzodiazépines, à l'Equanil® et à l'alcool.
Il ne travaille plus depuis un an, se détruit peu à peu. Il rapporte une enfance martyre. Son père était violent, le battait, l'enfermait dans une cave avec des rats. Il s'alcoolise depuis dix ans et prend des psychotropes depuis quatre ans.
Il lui est proposé une hospitalisation pour sevrage, qu'il refuse. Il ne revient pas au centre pour son suivi.
Dix-huit mois après, nous sommes contactés par le service de rééducation de l'hôpital. À la suite d'une prise importante d'Equanil®, il s'est endormi par terre dans une mauvaise position. Le nerf sciatique gauche a été comprimé durant 36 heures, il ne pouvait plus bouger le membre inférieur gauche.

Durant l'hospitalisation en rééducation, il se plaint de très violentes douleurs dans le membre inférieur gauche. Les traitements antalgiques classiques sont inefficaces. Les douleurs ne seront pas calmées par la morphine. Mohamed est très revendicatif, demande des doses très élevées de morphine.
Nous décidons une prise en charge psychothérapique et une mise sous méthadone. Cette prise en charge atténuera les douleurs. La rééducation sera plus efficace. Il retrouvera une autonomie, peu à peu il remarche.
En revanche, dix-huit mois après la compression du nerf sciatique, les douleurs sont toujours très violentes et nécessitent la poursuite du traitement par méthadone.

Partie 3

Prévention, conseils et aide

Motivations des usagers de drogues

De nos jours, dans les sociétés occidentales, la consommation de drogues est un processus très individuel qui prend parfois son origine dans un contexte de groupe. Elle ne répond pas, comme dans les sociétés dites primitives, à une culture, à des rites civils ou religieux.
Les motivations sont multiples selon les individus, leurs personnalités, les produits utilisés et les circonstances de consommation.
L'usage du tabac ou de l'alcool ne renvoie pas aux mêmes motivations que les produits psychoactifs illicites. Le marketing de l'industrie du tabac et de l'alcool est très présent dans notre société, il stimule les consommations et minimise les risques pour la santé.
La recherche de plaisir et de sensations agréables est souvent au centre des motivations ; nous avons vu dans la première partie le rôle du système de récompense, ce mécanisme très archaïque et très puissant qui pousse l'usager à reproduire la prise de drogue.
Mais nous ne pouvons pas réduire l'utilisation de produits psychoactifs à la recherche de plaisir. Les motivations profondes sont beaucoup plus complexes.
Les adolescents, les jeunes adultes sont le plus souvent concernés par l'usage de toxiques divers, mais les adultes sont parfois aussi touchés par la dépendance. Nous rencontrons des usagers dans tous les milieux sociaux, à tous les âges, hommes comme femmes. Il y a toutefois dans les centres spécialisés une proportion d'hommes plus importante. On trouve deux tiers d'hommes pour un tiers de femmes.

La consommation de substances psychoactives peut être associée à la fête. Les usagers prennent des drogues pour s'amuser, pour être

gais, pour se désinhiber, pour oublier le quotidien. Elles sont utilisées dans de nombreuses occasions comme lors de fêtes privées, dans des rave-parties, des techno parades, en discothèque…
C'est parfois pour améliorer ses performances, en particulier avec des produits psychostimulants : l'ecstasy permet de danser durant des heures.
C'est parfois pour être admis dans un groupe qu'un adolescent va consommer pour la première fois. Il s'agit alors d'un pseudo-rituel initiatique. Pour faire comme les autres, l'adolescent va consommer.
La pression des pairs peut parfois jouer un rôle déterminant.
C'est aussi par recherche d'expériences nouvelles, de sensations, de plaisirs, ou par simple curiosité qu'un usager essaiera tel ou tel produit.
La recherche du plaisir immédiat est très présente chez l'homme du XXIe siècle. Nous vivons dans une société de consommation qui conditionne l'individu à assouvir ses désirs, à ne pas différer son plaisir.
Chez le toxicomane dépendant, la prise de toxique est motivée par l'apparition d'un syndrome de manque. C'est pour combattre la souffrance et le déplaisir qu'il consommera un produit psychoactif.
La disponibilité des produits licites ou du cannabis tend à augmenter le public concerné.
Il est facile de se procurer de l'herbe ou du shit. La banalisation de ces produits a tendance à diminuer la force de l'interdit de la société. Beaucoup de jeunes consommateurs de cannabis n'ont pas conscience de transgresser la loi.

L'attrait de la transgression, le sentiment de puissance lié au défi, peuvent pousser un jeune à consommer.
L'ennui, le manque de motivation, le vide intérieur, l'absence de perspectives, le chômage, la désinsertion sociale font aussi le lit des consommations de produits psychoactifs.
L'usager cherche à fuir le quotidien. Face à des difficultés, il se sent impuissant et démuni. Il préfère alors l'oubli dans un paradis artificiel, illusoire et immédiat.
Certaines personnes qui vivent dans l'insécurité peuvent prendre des drogues afin d'augmenter un sentiment de confiance en soi.
La drogue permet parfois à l'usager de lutter contre un état psychopathologique. Il lutte contre l'anxiété, la dépression, l'angoisse

psychotique. Il recherchera le produit psychoactif le plus adapté pour combattre sa souffrance psychologique.
Certains psychotiques utiliseront l'héroïne ou les produits de substitutions (buprénorphine et méthadone) pour diminuer leurs symptômes psychotiques.
Face à des événements de vie traumatiques (décès, accidents, maladies, divorce, chômage, prison…), certains patients vont trouver un soulagement dans une toxicomanie.
L'absence de repères, les familles éclatées, les familles non structurantes, la misère affective faciliteront le recours à des produits toxicomanogènes.

Adolescence et toxicomanie

Tous les toxicomanes ont des difficultés ou des troubles psychopathologiques. Souvent, les adolescents sont confrontés à des problèmes existentiels ou à une problématique d'identité, or tous ne deviennent pas toxicomanes.

Parmi eux, 70 à 80%, fumeront au moins une fois du haschisch. Ils ne deviendront pas tous dépendants ni usagers réguliers. 80 à 85% des adolescents vont bien.

Ce n'est pas parce qu'un adolescent (le terme « adolescent » représente dans ce texte autant les filles que les garçons) a consommé du cannabis ou d'autres drogues psychoactives qu'il est un « toxicomane ». Il ne faut pas l'enfermer dans une telle image, qui véhicule tant de préjugés. Le toxicomane est souvent mal considéré dans notre société. Il est parfois perçu comme un paria, un être asocial, alors qu'il est un malade comme un autre. La toxicomanie entraîne parfois des conséquences sociales, comme la délinquance. Mais il faut se méfier de toute généralisation, toxicomanie et délinquance ne sont pas synonymes.

La majorité des dépendants adultes ont commencé leur consommation à l'adolescence. Nous savons qu'une consommation à cette période de la vie entraîne certainement une plus grande vulnérabilité aux drogues à l'âge adulte.

L'adolescence est une période privilégiée quant à l'usage des substances psychoactives, une période propice à l'expérimentation et à la recherche de soi.

L'adolescence

C'est une phase de transition et de bouleversement entre l'enfance (phase de latence) et l'âge adulte (phase équilibrée dans laquelle les éléments principaux de la personnalité ne changeront pas ou peu). Tout change chez l'adolescent : son corps, son psychisme et ses relations avec autrui. Son positionnement vis-à-vis de ses parents évolue. Ceux-ci ont le plus souvent tendance à le traiter comme un enfant ou parfois comme un adulte totalement autonome, ce qui le révolte. Ce qu'on appelle «crise d'adolescence» est l'expression de cette révolte. Elle se fait dans l'opposition, la transgression, la provocation et parfois la violence. Les parents et les éducateurs sont au premier plan de la confrontation avec l'adolescent.

L'adolescence n'est pas souvent la plus belle période de la vie, cette phase se fait souvent dans la souffrance.

Les parents sont fréquemment démunis et vivent mal cette crise d'adolescence. Plus ils y répondent de manière inadaptée, plus l'adolescent les provoque.

La crise d'adolescence est une affirmation de soi, nécessaire et en fait très rassurante. Les adultes peuvent se sentir remis en cause dans leurs rôles et leur autorité, mais ils ont une place capitale pour l'adolescent. Plus ils assumeront leur rôle de parents avec calme, compréhension, dialogue et fermeté, mieux l'adolescent traversera cette crise et évoluera vers l'âge adulte.

L'adolescent demande, à travers son comportement provocateur, une écoute, une réponse structurante, des repères. Il signifie aux autres que l'on arrête de le considérer comme un enfant, qu'on lui permette d'accéder à un statut de jeune adulte. Plus on le responsabilisera, moins il aura besoin de se révolter. Il ne s'agit pas pour les parents de démissionner, mais d'assouplir les règles de vie et les interdits familiaux.

La puberté débute par des modifications corporelles et sexuelles, en général plus tôt chez la jeune fille que chez le garçon. Elle débute entre 12 et 14 ans. Chez le garçon : prise de poids, augmentation de la taille, modifications des organes génitaux externes, pollutions nocturnes, apparition de la pilosité, la voix mue, présence d'acné.

Chez la fille : apparition des règles, les seins se forment, modification de la silhouette, prise de poids et augmentation de la taille.
L'adolescent ne se reconnaît pas, il doit accepter ses modifications corporelles et se réapproprier son visage et son corps. Il est gauche, maladroit dans ce corps qui semble avoir grandi trop vite. Ce changement pubertaire est souvent inquiétant et parfois traumatisant pour lui. Il s'inquiète de son image, et passe souvent du temps à se regarder dans une glace.
Il est à la fois dans une problématique de perte et de recherche d'identité. Il est très sensible aux regards et aux réflexions des autres. Il est souvent complexé, ou même angoissé, par ce corps qui se transforme.
Parfois il refuse ces transformations, il cache ses formes avec des vêtements amples, il estompe cette silhouette d'adulte.
La jeune adolescente peut devenir anorexique, refuser de se nourrir, se faire vomir. Elle parvient alors à supprimer ses formes, à obtenir un corps de petit garçon. L'amaigrissement provoque aussi un arrêt de règles.
L'adolescent peut également modifier son apparence pour trouver une identité qui lui est propre ou qui lui permet de trouver une identité dans un groupe.
Les vêtements sont particuliers et répondent à des codes qui leur sont propres. L'adolescent refuse la mode, porte des jeans troués, des accessoires originaux. Il peut se faire faire des tatouages, des piercings. Sa coiffure peut être provoquante, son hygiène négligée.
Il est souvent en conflit avec ses parents : refus de participer à la vie familiale, refus de ranger ses affaires, refus de se laver, irritabilité, humeur changeante, propos agressifs, termes scatologiques, plaisanteries cyniques.
Les somatisations sont fréquentes chez l'adolescent, elles sont l'expression d'une souffrance psychique.
La consultation médicale ou sociale permet de nouer un dialogue avec un adulte. L'adolescent, parfois en rupture avec son milieu parental, recherche souvent un adulte tiers, il a besoin d'un repère parental. Le médecin doit prendre du temps et dialoguer avec l'adolescent.
La puberté transforme un corps d'enfant en un corps d'adulte capable de procréer et d'avoir une sexualité. Il ressent du désir pour l'autre et

perçoit qu'il peut être l'objet du désir de l'autre. Ceci peut le mettre mal à l'aise, entraîner de la honte, de la peur, de la culpabilité.
Il peut avoir tendance à se renfermer, à se replier sur lui-même, à être timide. Parfois, pour lutter contre ces tendances, il peut adopter des conduites d'exhibition et de provocation.
Il y a de temps en temps un évitement de la sexualité, un rejet de l'autre sexe, une recherche de l'amour fraternel ou amical ou d'un autoérotisme (masturbation plus ou moins frénétique). Parfois des expériences homosexuelles sont tentées, dans une recherche d'identité.
La relation sexuelle a parfois moins d'importance que la relation à l'autre. Être amoureux est plus important que l'acte lui-même – amour parfois très sentimental et romantique, parfois très passionnel. Les ruptures sentimentales sont vécues comme des drames, la vie n'a plus d'intérêt pour l'adolescent. Le passage à l'acte suicidaire peut être sa seule solution à sa souffrance. Il est parfois soudain, sans signe d'appel. (Le suicide est la cause principale de décès chez l'adolescent.)
On retrouve parfois une intellectualisation de la sexualité (en parler pour éviter de l'affronter).
L'adolescent peut avoir des phases difficiles dans lesquelles il exprime de la colère, une irritabilité, une intolérance à la frustration, des passages à l'acte, des fugues…
Il a besoin de « tuer » l'image de son parent de même sexe pour se libérer de lui et trouver sa propre place.
Parfois ce parent, simplement par ce qu'il est, a tendance à écraser ses enfants. Ceux-ci auront alors du mal à s'affirmer et à passer à l'âge adulte.

L'adolescent et les conduites ordaliques

L'adolescent expérimente, il recherche des sensations nouvelles, il cherche à s'éprouver. Il se sent invulnérable et dans ce contexte peut avoir des conduites de risques mettant sa vie en danger. Nous appelons ces prises de risques des conduites ordaliques.
Le terme d'« ordalie » renvoie au jugement de Dieu. Il s'agit d'un rite judiciaire du Moyen Âge, usité quand les juges ne pouvaient

discerner les culpabilités ou les responsabilités dans des affaires civiles ou dans les cas de sorcelleries. Ces rites déclaraient innocent ou coupable l'individu soupçonné de sorcellerie selon qu'il survivait ou mourait lors de certains supplices : s'il flottait ou coulait lorsqu'il était plongé dans l'eau, les membres attachés ; s'il était ou non brûlé par le fer rouge ; si ses blessures ne s'infectaient pas dans les trois jours... On considérait que s'il sortait indemne de l'épreuve, il était innocent : Dieu l'avait secouru.

L'expression « mettre sa main au feu », qui vise à affirmer une croyance, vient de ce rite ordalique.

L'ordalie se rencontrait aussi lors d'un différend entre nobles : le survivant à un duel était considéré comme innocent. Dieu avait décidé du sort du vaincu.

En Afrique, l'épreuve du poison était usitée de la même manière.

Saint Louis, en février 1261, interdit le duel judiciaire, mais en 1306 les nobles le firent rétablir pour leur seul usage.

Risquer la mort donne un sentiment de puissance, de vie intense, d'être plus fort que la mort. C'est parfois une tentative de lutte contre un état dépressif et les pulsions de mort associées.

On retrouve, de nos jours, de nombreuses formes de conduites ordaliques :

– la roulette russe (une balle dans un revolver appuyé contre la tempe). Cet exemple est très bien décrit dans le film *Voyage au bout de l'enfer* de Michael Cimino, avec Robert De Niro et Christopher Walken, sorti en 1978. Ou dans *La Fureur de vivre*, le film de Nicholas Ray, avec James Dean, sorti en 1950, dans lequel Buzz, chef de bande, défie Jim dans une course de voitures sur une falaise se terminant par un précipice ;
– ce sont aussi les gamins de Rio qui s'accrochent à l'arrière d'une voiture, juchés sur une planche à roulettes ;
– ce sont les jeunes qui traversent une route en fermant les yeux ;
– c'est le jeu du foulard dans les cours des écoles ;
– ce sont aussi les sports extrêmes : alpinisme, vol en chute libre...

L'adolescent est particulièrement exposé aux conduites de risques, il est dans une période d'expérimentation, il recherche la transgression, cherche à s'affirmer, à être admiré par les autres adolescents. Il a tendance à sous-estimer le risque. Il n'a pas la notion de la mort.

Par un processus de défense psychologique, il annule cette notion de mort.
Souvent l'usager de drogues, dans ses premières expérimentations, fait attention à lui, aux produits psychoactifs consommés, aux doses utilisées. Puis il entre dans un processus toxicomaniaque qui devient de plus en plus puissant : il prend moins de précautions, les risques augmentent. Il joue avec la mort, pense être plus fort qu'elle. Les surdoses ne sont pas toujours des accidents ou des tentatives de suicide mais parfois un désir de flirter avec la mort.
On retrouve cette attitude dans le partage des seringues ou les rapports sexuels non protégés. L'adolescent provoque le sort, la mort, et en retire parfois un sentiment de toute-puissance, d'invulnérabilité.
Les conduites d'autodestruction de certains usagers d'héroïne peuvent être assimilées à des conduites ordaliques.
Parfois, quand il sort de la toxicomanie et qu'il ne flirte plus avec la mort, il peut ne plus trouver de sens à sa vie et entrer dans une période dépressive avec parfois passage à l'acte suicidaire.

Les motivations de consommation de produits psychoactifs chez l'adolescent

Elles sont multiples :
– le désir d'expérimentation afin de connaître l'effet du produit, de connaître de nouvelles sensations, la curiosité ;
– la recherche d'évasion, le désir de se réfugier dans un monde imaginaire et personnel, fuir le monde des adultes ; révolte vis-à-vis du monde, incapacité à se projeter dans l'avenir ;
– le rejet des valeurs traditionnelles ;
– l'excitation de la transgression, et le sentiment de par ce fait de s'affirmer ; la fascination du tabou, de l'interdit ;
– l'hédonisme (recherche de plaisir), le désir d'euphorie, de bien-être ;
– le conformisme : pour faire comme les autres, par pression du groupe ;
– pour tromper son ennui, se défouler, diminuer une tension interne ;

– pour favoriser les échanges, se désinhiber, pour vaincre sa timidité ; par besoin d'assurance et de confiance en soi, pour faire face aux problèmes, affronter la réalité ;
– pour augmenter la créativité et la performance artistique ;
– pour diminuer l'anxiété et l'angoisse, pour oublier une peine, une rupture sentimentale ou un échec ;
– pour faire face au stress, pour échapper à la souffrance psychique, à la solitude, aux difficultés existentielles, à l'angoisse du lendemain ;
– (pour certaines drogues) pour augmenter la libido et les performances sexuelles, amplifier les sensations ;
– pour stimuler l'endurance, pouvoir danser toute une nuit... ;
– pour faire face ou oublier les difficultés familiales : violences, mésentente, séparation, divorce, abus sexuels ; absence des parents, parents très investis dans leur activité professionnelle ; absence de reconnaissance et d'encouragements des parents ; relations parents-enfants très perturbées ;
– parfois l'adolescent remplace une dépendance aux parents par une dépendance à un produit psychoactif.

Conseils aux parents

Information

Pratiquement tous les parents sont ou seront confrontés au problème de la toxicomanie ou de l'alcool chez un de leurs enfants. D'après les enquêtes épidémiologiques ESCAPAD (Enquête sur la santé et les comportements lors de l'appel de préparation à la défense), plus de 50 % des jeunes de 17 ans ont consommé une drogue au moins une fois, le plus souvent du cannabis.

Tous les adolescents rencontreront à un moment donné quelqu'un qui leur proposera un joint de cannabis ou un autre produit psychoactif. Cette proposition de consommation sera accompagnée d'un discours valorisant la drogue : « essaye, c'est bon », « tu vas te sentir bien », « c'est naturel, ce n'est pas dangereux », etc. Les adolescents doivent être avertis de cette approche valorisant le produit.

Le discours de prévention doit aussi être tenu par les parents. Il n'est pas réservé aux agences publiques spécialisées, aux professeurs, aux associations et aux centres spécialisés dans la toxicomanie. C'est d'abord en s'informant et en connaissant les drogues, leurs effets et leurs conséquences, que les parents peuvent avoir un impact préventif sur leurs enfants. Si le parent ne sait pas de quoi il parle, ses propos seront décrédibilisés.

Très vite, l'adolescent testera l'adulte ; s'il perçoit un discours moralisateur, dénué de toute connaissance de la toxicomanie, il n'écoutera pas l'adulte.

Une information objective permet de créer un climat de confiance.

Une consommation de produit psychoactif n'est pas toujours dramatique, fumer un joint n'est pas sombrer dans une dépendance à un produit psychoactif majeur.

Les parents doivent replacer tout usage dans le contexte de consommation : une expérimentation, un usage récréatif et occasionnel, un usage abusif, une dépendance.

Discussion avec l'adolescent

Modalité de la communication

Plus l'adolescent dialogue avec ses parents, plus il sera facile d'aborder le sujet d'une consommation d'une drogue. Le premier élément de la prévention est de toujours maintenir un dialogue, un espace de communication avec un adolescent.

Si la communication est interrompue avec l'adolescent, la priorité est de la rétablir. Pour cela il n'est pas forcément judicieux de prendre la drogue comme premier sujet de discussion. Après avoir rétabli un climat de confiance propice aux échanges, il sera temps d'aborder les consommations de produits psychoactifs, en s'appuyant sur les principes suivants :

- Parler de la drogue franchement, clairement. Ne pas être dans le jugement, toujours lui faire part de notre affection, de notre soutien.
- Débuter la discussion durant un moment calme. Éviter d'entamer une discussion dès le réveil. C'est rarement un moment propice à ce genre de discussion avec un adolescent.
- Ne pas discuter avec lui s'il est sous l'emprise de l'alcool ou d'un produit psychoactif.

Il n'est pas toujours facile de discuter avec un adolescent qui vous provoque, vous agace, qui n'est pas toujours agréable et aimable. Il est souvent dans un système de rejet des parents, des adultes, de la société. Il vous dira que vous ne le comprenez pas et que les parents de ses amis sont mieux que vous. Il faut instaurer un dialogue dans la confiance, dans la plus grande sérénité possible, en gardant son sens de l'humour. L'humour permet de dédramatiser et facilite la communication.

Maîtriser ses émotions

Il faut rester calme, maîtriser ses émotions, sa peur, sa colère. Si l'adolescent se sent agressé par la forme, il n'écoutera pas le fond de la discussion. Il ne faut pas le traiter de drogué ou de toxicomane, c'est la meilleure façon de rompre le dialogue.

- Ne pas avoir un discours moraliste ou alarmiste. Les parents doivent exprimer leurs préoccupations, leurs inquiétudes. Le parent ne doit pas être le seul à parler, l'adolescent doit pouvoir s'exprimer, faire part de ses motivations, de ce que cela lui apporte, de ses angoisses. Il ne faut pas chercher à détruire son argumentation dès qu'il prononce une phrase, sinon il va se refermer et arrêter la discussion.
- Ne pas chercher à tout savoir lors de la première conversation, ce n'est pas un interrogatoire de police.
- Il est important d'ouvrir la discussion à d'autres sujets que la drogue : les aspects de sa vie, ses difficultés, son adolescence, ses questions sur la vie, ses angoisses quant à l'avenir... Il ne s'agit pas de banaliser ni de dramatiser, mais d'aborder les vrais problèmes ; ne pas fuir les difficultés et la discussion, ne pas fermer les yeux, même si cela peut être plus confortable.

Pouvoir parler de la drogue ou de la sexualité sans tabou est important afin que l'adolescent se sente écouté et non jugé. Il est important de donner de l'importance au discours du jeune, de le prendre en considération. Même s'il s'appuie sur des fausses vérités vis-à-vis des drogues.

Recommandations aux parents

Il faut parler des risques des produits psychoactifs, des conséquences sur la santé, sur le travail scolaire ou universitaire, des conséquences sociales et légales.
Les drogues ne font pas bon ménage avec la poursuite des études. Le cannabis peut être un facteur important de l'échec scolaire, même s'il n'est pas le seul facteur. Mais l'adolescent ne fera pas le lien entre ses difficultés d'apprentissage et sa consommation de cannabis.

Une consommation régulière de cannabis n'est jamais anodine. Les taux de THC sont plus élevés qu'il y a vingt ans. Le cannabis génétiquement modifié et les techniques de culture produisent des taux de 15 à 30% de THC, il y a vingt ans ils étaient de 2 à 5%.
Deux joints actuels correspondent à vingt joints des années 1980.
Dans la résine de cannabis, il y a des produits de coupage dangereux. Le cannabis n'est pas un produit naturel anodin, moins nocif qu'une cigarette, contrairement au discours habituellement véhiculé par les jeunes.
Discuter avec ses enfants des produits psychoactifs n'est pas cautionner leur utilisation, les parents doivent aussi maintenir leurs positions et affirmer les interdits.

C'est aussi avec de l'amour, de l'affection et du respect, que le climat de confiance mutuelle peut être rétabli. Mais il faut doser sa confiance, rester vigilant, ne pas fermer les yeux. Aborder une fois une discussion sur les drogues ne doit pas clore le sujet.
Le respect mutuel se construit tout au long de l'éducation. C'est en respectant les enfants qu'ils vous respectent et qu'ils acquièrent le respect d'eux-mêmes.
Les insultes et les humiliations font le lit de l'irrespect et de l'agressivité.
On peut ne pas être en accord avec son enfant, le lui signifier, le réprimander, mais on ne doit jamais l'insulter, le dévaloriser ou l'humilier.
Il ne faut pas non plus accepter le manque de respect de l'enfant vis-à-vis de l'adulte, et ce depuis son plus jeune âge. L'éducation ne commence pas à l'adolescence, elle est en général terminée à cette époque.
Si les parents, sous le coup de la colère, ont des mots qui dépassent leur pensée, ils doivent pouvoir reconnaître leurs erreurs.

L'attention des parents à la vie des adolescents est importante, pas uniquement s'il y a des difficultés. La présence des parents est aussi primordiale.
Certaines consommations ou conduites de risques ont pour motivation essentielle d'attirer l'attention des parents. L'adolescent a besoin de rechercher des repères et des limites. Vous pouvez avoir l'impres-

sion qu'il n'écoute pas vos paroles, mais c'est rarement vrai. Il vous entend, vous regarde, vous teste, et observe vos attitudes dans la vie. Il sera parfaitement attentif à vos contradictions. Votre discours sera plus crédible si vos actes sont en accord avec vos propos.
Il faut comprendre le pourquoi d'une consommation, le jeune peut utiliser un produit pour diminuer un malaise, voire un syndrome dépressif.
L'arrêt du produit peut faire émerger un état dépressif, avec parfois des idées suicidaires.

Les parents ont des valeurs, des principes éducatifs, moraux et sociaux. Ils ne doivent pas renoncer à leurs principes, ni démissionner devant les difficultés. Ils ne doivent pas accepter une consommation illicite au domicile, et se rendre complices d'un usage illégal.
Une éducation trop rigide ne permet pas à l'adolescent de s'autonomiser, il faut accepter qu'il se détache des parents.
Même s'il fait des erreurs – et il en fera –, il faut maintenir la confiance en lui. Il a le droit à l'échec, il ne faut pas le dévaloriser face à un échec, mais au contraire l'encourager et lui dire que l'on croit en lui.
Le père a un rôle primordial pour l'acquisition de la confiance en lui de l'adolescent. Plus que la mère, il représente le monde du travail, le monde extérieur. S'il valorise son enfant, s'il lui témoigne sa confiance de manière répétée au cours des années, l'adolescent pourra peu à peu acquérir une confiance en lui et une estime de lui.
En revanche, des propos dévalorisants, humiliants peuvent détruire un adolescent. Parfois les pères, de par leur personnalité, par leur réussite professionnelle ou sociale, écrasent leurs enfants seulement par ce qu'ils sont. L'adolescent part alors perdant dans la vie, car pour lui l'exemple paternel est inaccessible.
L'adulte peut aussi montrer ses craintes, ses doutes, ses interrogations. L'adolescent se sentira alors plus proche de ses parents.
Un discours parental rempli de certitudes et de positions dogmatiques ne fera que creuser un fossé entre eux et l'adolescent. Les risques de consommation de produits psychoactifs seront alors plus importants.
Il est souvent illusoire de penser qu'en interdisant certaines fréquentations, on fera cesser les consommations de cannabis ou autres

produits. L'adulte ne peut pas tout contrôler, et ne peut pas protéger son enfant du monde extérieur.
Une communication régulière et sans ambiguïté est importante afin que l'adolescent sache ce que l'on attend de lui et qu'il acquière des repères.
Il faut lui apprendre à dire non, à s'affirmer, à ne pas se laisser influencer ; le rendre responsable de ses actes, de ses manquements. Il doit assumer ses résultats scolaires, ses absences, ses dettes...
Négocier un contrat avec son enfant reste une bonne approche et permet de préciser les attentes de chacun.
On doit lui faire comprendre que consommer des produits psychoactifs est toujours une source de difficultés et jamais une solution.
Malgré les erreurs, les mensonges, les rechutes, il ne faut pas abandonner l'éducation, ne pas baisser les bras.
Les parents peuvent aussi prendre contact avec les professionnels de la toxicomanie. Il existe partout en France des CSST (Centres de soins spécialisés aux toxicomanes). Des spécialistes des addictions (médecins, psychologues, éducateurs, infirmiers) peuvent recevoir les jeunes usagers et leurs parents. Même si l'adolescent ne veut pas consulter, les parents peuvent être reçus. Les adresses figurent à la fin de ce livre, ainsi que sur le site de la MILDT : www.drogues.gouv.fr.
Il y a aussi le numéro de téléphone d'Écoute cannabis : 0811 91 20 20 (7 jours sur 7, de 8 heures à 20 heures). L'appel est anonyme et confidentiel. L'écoute personnalisée permet d'obtenir des informations, des conseils, une aide et une orientation vers les professionnels spécialisés.
Il existe sur le même sujet un petit guide : *Cannabis : les risques expliqués aux parents*, diffusé par l'INPES (Institut national de prévention et d'éducation pour la santé).
Les médecins traitants sont aussi des ressources essentielles pour les parents et les adolescents.

Signaux d'alerte

Il ne s'agit pas de clés pour « fliquer » les adolescents, mais d'éléments pour rester vigilant et ne pas ignorer un usage de produits psychoactifs, pour éviter la cécité familiale. Tous ces signes ne veulent pas forcément dire que l'adolescent se drogue, ce sont des indicateurs. D'autres raisons peuvent aussi expliquer un comportement anormal.

Signes émotionnels et sociaux

– Dégradation du travail scolaire et des résultats, absences à l'école ;
– manque d'intérêt pour des activités habituellement investies avec plaisir ;
– utilisation d'encens, de désodorisant pour la maison ou de parfum pour camoufler la fumée ou les odeurs chimiques ;
– changements subtils dans les conversations avec les amis, comme un langage secret ou codé ;
– air absent, fatigue, difficulté pour se lever, apathie ;
– manque de motivation, manque d'intérêt pour le quotidien ;
– sautes d'humeur, colère, irritabilité, excitation, dépression ;
– demande plus importante d'argent de poche, tendance à fuir le dialogue, à mentir ;
– nouvelles fréquentations, changements d'habitudes, d'horaires ;
– refus de présenter des nouveaux amis, ou d'en parler ;
– appels téléphoniques mystérieux ;
– matériels associés à la consommation de drogues, comme les pipes et le papier à rouler ;
– preuve de l'utilisation de produits d'inhalation (laque à cheveux, dissolvant à ongles, liquide correcteur, produits d'entretien domestique courants) ; les chiffons et sacs en papier sont aussi des accessoires ;
– odeur de produit chimique dans la chambre (trichloréthylène, eau écarlate...) ;
– flacons de gouttes ophtalmiques, qui servent à masquer les rougeurs de l'œil ou les pupilles dilatées ;
– disparition de médicaments d'ordonnance, particulièrement les hypnotiques et les anxiolytiques.

Toute consommation précoce (avant 15 ans) est un signe de gravité qui doit alerter les parents.

Signes physiques

– Somnolence, fatigue ;
– tremblements, troubles de l'élocution ;
– trouble de la coordination des mouvements, maladresse ;
– yeux rouges, pupilles dilatées, regard dans le vague, yeux cernés ;
– changement dans les habitudes de sommeil, troubles du sommeil ;
– laisser-aller dans l'hygiène et l'apparence ;
– perte d'appétit ou boulimie ;
– perte de poids, toux à répétition, rhino-pharyngites fréquentes.

Si les parents ont des doutes quant à une consommation de produits psychoactifs, il vaut mieux aborder franchement le sujet avec l'adolescent, plutôt que l'espionner ou fouiller dans ses affaires.

Toxicomanie et psychoses

Les rapports entre toxicomanie et psychoses ont beaucoup intéressé les psychiatres. Certaines drogues, comme le LSD, ont été expérimentées par des professionnels pour mieux comprendre et peut-être soigner la schizophrénie.
Les expériences hallucinatoires dues aux produits psychoactifs hallucinogènes ressemblent beaucoup à des bouffées délirantes psychotiques.

La psychose schizophrénique

C'est une maladie psychiatrique grave, liée à un dysfonctionnement du cerveau, dans laquelle il existe une perte de contact avec la réalité. Le comportement, les perceptions, les croyances sont perturbés. Le rêve et la réalité peuvent se confondre. Un délire s'installe dont les mécanismes sont hallucinatoires, intuitifs, interprétatifs, cénesthésiques. Les thèmes sont variés : mystiques, de possession, persécutifs, sexuels, de dépersonnalisation, de transformation corporelle, d'influence, d'empoisonnement...
Les hallucinations sont des perceptions que le patient ressent (voix, odeurs, sensations d'attouchements ou visions) et qui n'existent pas.
Il y a des troubles du cours de la pensée, des troubles de la concentration et de la mémoire, des pensées décousues, peu ordonnées. Le schizophrène passe du coq à l'âne. Son discours est étrange, bizarre, hermétique.
Il peut avoir l'impression d'être téléguidé, que l'on commente ses pensées et ses actes.

Parfois il ressent que quelqu'un pénètre son cerveau, qu'on lui vole ses pensées et ses idées. Il a des idées de références (pense que les gens parlent de lui).
Il a une angoisse majeure et une grande souffrance mentale.
Ses comportements sont désorganisés, bizarres, les tâches quotidiennes sont mal ou pas accomplies. On observe souvent un laisser-aller, parfois une incurie.
Le schizophrène présente des changements d'humeur, des émotions perturbées ou absentes, une froideur affective, une dissociation de la pensée et des actes. Il peut avoir des symptômes dit négatifs : perte de l'initiative motrice, état catatonique, stupeur, mutisme, opposition...
Certains auteurs ont fait un parallèle entre les symptômes négatifs de la schizophrénie et le syndrome amotivationnel de la toxicomanie cannabique.
Il peut y avoir des troubles dépressifs associés, avec souvent des idées suicidaires.
Le début peut être insidieux ou brutal, chez un adulte jeune. Les premiers symptômes se rencontrent à partir de l'adolescence.

Le schizophrène consommateur de substances psychoactives

Nous voyons dans les centres spécialisés de soins pour toxicomanes des patients schizophrènes qui sont d'authentiques héroïnomanes. Ils utilisent l'héroïne comme un médicament antipsychotique. Leurs symptômes psychotiques sont moins importants et moins angoissants lorsqu'ils consomment des opiacés.
Souvent ils refusent d'être soignés dans les structures psychiatriques : ils préfèrent être considérés comme toxicomanes que comme psychotiques. Ils rejettent la psychiatrie de la même manière que les structures de soins psychiatriques les excluent.
Dans les centres spécialisés, ils sont souvent traités par la méthadone, car comme l'héroïne, la méthadone a une action antipsychotique. Le traitement substitutif par méthadone permet un meilleur suivi dans les centres.

Les patients sont vus très régulièrement et se stabilisent grâce aux relations thérapeutiques qu'ils nouent avec les différents professionnels des équipes.
Les études épidémiologiques menées depuis 1990 (*Drogues, santé et société*, Stéphane Potvin) montrent que la prévalence d'une consommation de substances psychoactives est de 50 % chez les schizophrènes. Ils consomment les drogues les plus faciles d'accès, souvent de l'héroïne ou du cannabis en Europe.
Suivant les pays et le milieu (urbain ou rural), les consommations changent. Les produits psychoactifs le plus souvent pris sont : tabac, alcool, cannabis, héroïne, amphétamines, Artane®, ecstasy, hallucinogènes... Le cannabis a parmi les drogues élues une place particulière : les schizophrènes en consomment six fois plus que la population générale. C'est aussi le produit psychoactif le plus répandu (en dehors du tabac et de l'alcool).
Les schizophrènes recherchent des effets apaisants sur leur anxiété, des effets stimulants, des sensations de plaisir... La consommation de drogues chez le schizophrène peut aussi s'expliquer par une automédication visant à diminuer les symptômes négatifs de la maladie et les effets secondaires des traitements. Cela permet parfois de calmer un malaise qui survient avant l'émergence de la psychose. C'est aussi une recherche de lien social, le besoin de faire comme d'autres jeunes et d'appartenir à un groupe.
Il est aussi plus facile pour un psychotique d'attribuer à une substance la responsabilité de ses symptômes que d'incriminer la schizophrénie.

Des études ont été faites afin de comprendre les différences entre schizophrènes abstinents et schizophrènes consommateurs de cannabis. Elles ont montré que les schizophrènes consommateurs de cannabis avaient les caractéristiques suivantes :
- ils sont moins âgés ;
- ils sont plus souvent de sexe masculin ;
- ils prennent moins bien leur traitement antipsychotique ;
- ils font plus de rechutes psychotiques ;
- ils sont plus souvent hospitalisés ;
- ils ont plus de difficultés d'emploi et de logement ;
- ils sont plus impulsifs et violents ;
- ils sont plus dépressifs et suicidaires ;

– ils ont plus de problèmes de santé ;
– ils ont plus de dyskinésies tardives ;
– ils sont moins performants aux tests de mémoire.

Nous rencontrons parfois des consommations de produits hallucinogènes chez des patients schizophrènes. Certains sont des patients traités par des antipsychotiques qui ont une nostalgie de leur délire psychotique et prennent des produits psychoactifs hallucinogènes afin de retrouver une activité hallucinatoire.
Prévalence de la schizophrénie chez les toxicomanes (dans *ECA Study*, Régier et collaborateurs, 1990) :

Chez les consommateurs d'opiacés :	11,4%
Chez les consommateurs de cannabis :	6%
Chez les consommateurs de cocaïne :	16,7%
Chez les consommateurs d'hallucinogènes :	10%
Chez les consommateurs d'alcool :	3,8%
Chez les consommateurs de toutes drogues :	6,8%

Les pharmaco-psychoses

Elles sont rares, mais semblent en voie d'augmentation. On parle aussi de psychoses toxiques. Ce sont des états psychotiques aigus d'apparition brutale ou insidieuse, provoqués par la prise de substances psychoactives le plus souvent hallucinogènes.
Substances connues pouvant donner une pharmaco-psychose : le LSD, les champignons hallucinogènes, le cannabis (souvent à fort taux de THC), les amphétamines, la cocaïne, l'ecstasy, certains solvants, l'alcool, certains médicaments (anxiolytiques, antihistaminiques, corticoïdes, antihypertenseurs…).
Les symptômes psychotiques diminuent quand le sujet arrête de consommer la substance responsable des troubles. Cependant, la disparition des troubles peut prendre des semaines, voire des mois, et nécessite un traitement antipsychotique adapté.
À distance, la réintroduction de la substance dans l'organisme peut entraîner un nouvel épisode psychotique.

L'épisode ressemble à une bouffée délirante avec un tableau de psychose dissociative :
– syndrome de dépersonnalisation, sentiment de ne plus être comme avant ;
– vécu persécutif, hallucinations polymorphes ;
– trouble du cours de la pensée ;
– angoisses majeures ;
– perte de contact avec la réalité, le sujet n'a pas conscience que son état est en rapport avec une substance consommée.
Il y a souvent une note d'organicité associée, sous la forme d'un syndrome confusionnel avec désorientation temporo-spatiale.

La consommation de substances psychoactives et l'apparition d'un processus schizophrénique

Il s'agit d'une question souvent débattue. Les patients sont-ils des sujets prédisposés et qui, à l'occasion d'une prise de substance psychoactive, entrent dans un processus psychotique ? ou la drogue joue-t-elle un rôle actif et précipite le sujet dans une psychose ?
Il existe des études longitudinales chez les conscrits suédois qui sont riches d'enseignements. Nous citerons celle du groupe d'Andreasson effectuée en 1987. Il s'agit d'une étude prospective menée auprès de 45 570 conscrits de l'armée suédoise entre 1969 et 1970. Parmi ces conscrits, 9,4 % avaient consommé du cannabis dans l'année, dont 1,7 % plus de 50 fois. Les dossiers médicaux consultés quinze ans après ont montré que le risque de développer une schizophrénie était 2,9 fois plus élevé dans la catégorie de ceux qui avaient consommé plus de 50 fois par an du cannabis. Cette étude a été critiquée sur les points suivants :
– elle documente la consommation de cannabis au moment de la conscription, mais pas durant les quinze années suivantes ;
– elle ne s'est pas intéressée aux autres substances psychoactives ;
– le diagnostic de schizophrénie peut avoir été confondu avec des psychoses induites ;

– l'étude ne montre pas les traits de personnalité antérieurs à la conscription.

Zammit, collaborateur d'Andreasson en 2002, a repris les études statistiques et confirmé les premiers résultats, ainsi que d'autres études longitudinales comme celle de Von Os et son groupe en 2002. Ses études ont d'ailleurs été validées par la conférence de consensus de 2003, « Schizophrénies débutantes ».

D'autres études ont été plus nuancées (Fergusson en 2002, Arsenault en 2002 et Tien en 1990). En fait, il y a plus de symptômes psychotiques chez les consommateurs de cannabis, mais pas plus de diagnostics de psychose.

La prévalence de la schizophrénie est de 1 % dans le monde (un patient schizophrène pour cent individus sains) et elle ne varie pas, malgré la consommation de masse du cannabis.

Toutes les études s'accordent pour dire que le cannabis jouerait un rôle de déclencheur d'une psychose latente et qu'il est un facteur de risque parmi d'autres.

Sur le plan neurobiologique, les chercheurs pensent que le système des cannabinoïdes endogènes (CBE – molécules synthétisées par l'homme qui se fixent sur les mêmes récepteurs CB1 que le cannabis) pourrait expliquer la sensibilité particulière des schizophrènes au cannabis.

Quelques éléments permettent de le penser :

– le système des cannabinoïdes endogènes est fortement concentré dans des régions cérébrales perturbées chez le schizophrène ;

– les taux des endocannabinoïdes sont deux fois plus élevés dans le liquide céphalo-rachidien des schizophrènes que chez les sujets sains ;

– la densité de certains récepteurs CB1 est altérée dans le cortex préfrontal dorso-latéral des schizophrènes ;

– une association existerait entre la schizophrénie et le polymorphisme du gène encodant CB1 ;

– chez le rongeur, le rimonabant (produit antagoniste des récepteurs CB1) se comporte comme certains antipsychotiques de deuxième génération ;

– l'hypothèse dopaminergique est la plus souvent retenue dans la schizophrénie, or les drogues libèrent de la dopamine dans le système nerveux central (surtout dans le système limbique) ;
– la population schizophrène consomme six fois plus de cannabis que la population générale.

Toxicomanie et troubles bipolaires

Les troubles bipolaires (il s'agit de la nouvelle terminologie de la psychose maniaco-dépressive) ont une prévalence égale à 1 %. On décrit plusieurs formes cliniques :

- La forme bipolaire I, qui associe des accès maniaques et dépressifs francs ou des actes maniaques isolés.
- La forme bipolaire II, qui associe des épisodes dépressifs caractérisés et des accès hypomaniaques.
- La forme unipolaire, où ne s'observent que des épisodes dépressifs, qui peut être secondairement modifiée en forme bipolaire II voire I.
- La forme bipolaire IIIa, avec dépression caractérisée et des antécédents familiaux de troubles bipolaires.
- La forme bipolaire IIIb, avec dépression caractérisée et accès maniaque ou hypomaniaque induit par un médicament.

Les troubles bipolaires les plus souvent rencontrés en cas de consommation de produits psychoactifs sont ceux de la forme bipolaire II.
Le risque d'alcoolisme est de 46 % chez les personnes souffrant de troubles bipolaires (il est de 13 % dans la population générale).
Le risque de toxicomanie est de 41 % chez les personnes souffrant de troubles bipolaires (il est de 6 % dans la population générale).
Mais on peut se poser la question suivante : est-ce l'alcoolisme ou la toxicomanie qui induit les troubles bipolaires ou sont-ce les troubles bipolaires qui favorisent l'alcoolisme ou la toxicomanie ?
En cas d'une toxicomanie associée à des troubles bipolaires, le traitement et la prise en charge sont beaucoup plus complexes. Le pronostic est souvent plus sombre.
Les épisodes maniaques sont parfois déclenchés par un abus de cocaïne ou d'amphétamines.

Les patients bipolaires ont souvent une nostalgie des phases maniaques ou hypomaniaques (phase d'excitation accompagnée fréquemment d'un sentiment de toute-puissance). Parfois ils utilisent les drogues psychostimulantes comme déclencheur d'un épisode maniaque.

Toxicomanie et paranoïa

La paranoïa, ou délire en réseau, fonctionne suivant un mécanisme interprétatif à thèmes persécutifs.
Certaines drogues peuvent provoquer une paranoïa aiguë. Ainsi en particulier de la cocaïne, du crack, de la méthamphétamine, du cannabis avec un fort taux de THC, des amphétamines, de l'ecstasy...
La symptomatologie peut persister après l'arrêt de la consommation en quelques mois.
Dans une étude américaine sur 170 consommateurs de méthamphétamine, 23 % souffraient de paranoïa au début du traitement, 7% avaient toujours des symptômes deux à cinq ans après le début du traitement.

Hallucinose des buveurs

(Décrite par Wernicke.)
Les phénomènes hallucinatoires, généralement acoustico-verbaux, à thème insultant ou persécutoire, ne sont pas critiqués par le sujet. Il n'y a pas de perturbation de la conscience. Cet état survient souvent à l'occasion d'un excès alcoolique plus marqué, et disparaît en quelques jours ou semaines. Certaines formes peuvent cependant se chroniciser.

Prise en charge des patients

En France, la prise en charge des patients toxicomanes est assurée par un dispositif particulier : les centres spécialisés de soins aux toxicomanes (CSST). Ils sont répartis sur tout le territoire. Il existe par ailleurs quelques services hospitaliers de prise en charge des addictions. À partir de fin 2009, les CSST seront transformés après un processus d'agrément en CSAPA (Centres de soins d'accompagnement et de prévention en addictologie).

Les services hospitaliers

Ils reposent sur trois niveaux d'intervention :
– le niveau I propose des consultations en addictologie, et des hospitalisations pour sevrages simples. Tous les établissements de santé dotés d'une structure d'urgence devraient en disposer ;
– le niveau II propose des prises en charge spécialisées, et accueille les patients présentant des problèmes particuliers. Il assure les sevrages, y compris les sevrages complexes (en cas de polyaddictions, de comorbidités identifiées, etc.). Les services de soins de suite et de réadaptation consacrés aux addictions relèvent de ce niveau ;
– le niveau III, implanté dans un CHU, est impliqué de surcroît dans des activités de formation et de recherche.

Les CSST

Il en existe de trois types :
– Les *CSST en ambulatoire* assurent l'accueil, l'information et l'orientation de la personne ainsi que l'accompagnement de son entou-

rage, les consultations médicales, les soins, le suivi psychologique et l'accompagnement social et éducatif adaptés à chaque situation. Ils prennent également en charge le sevrage en ambulatoire et son accompagnement lorsqu'il est réalisé en milieu hospitalier, ainsi que les traitements de substitution.
– Les *CSST avec hébergement collectif* constituent des lieux de vie accueillant, pendant une durée limitée, des personnes sevrées ou sous traitement de substitution. Cette prise en charge vise à consolider la rupture avec l'usage de produits illicites, à restaurer l'équilibre personnel et à favoriser la réinsertion sociale et professionnelle des résidents.
– Les *CSST intervenant en milieu pénitentiaire* sont installés dans les maisons d'arrêt. Ils ont pour mission la prise en charge médico-psychologique des usagers de drogue détenus et la préparation de leur sortie en liaison avec des institutions extérieures afin d'éviter toute solution de continuité dans le suivi médical. Ils sont placés sous l'autorité du praticien hospitalier responsable du secteur de psychiatrie en milieu pénitentiaire et du directeur du centre hospitalier de rattachement.

Les missions assurées par les CSST sont :
– l'accueil, l'information et l'orientation de la personne ainsi que l'accompagnement de son entourage ;
– le diagnostic et les prestations de soins, dans le cadre d'une prise en charge médicale et psychologique. Le centre assure également le sevrage ainsi que son accompagnement lorsqu'il est réalisé en milieu hospitalier ;
– la prescription et le suivi de traitements de substitution ;
– la prise en charge sociale et éducative, qui comprend l'accès aux droits sociaux et l'aide à l'insertion ou à la réinsertion ;
– la conduite d'actions de prévention, de soins, de formation et de recherche organisées par des personnes morales de droit public ou privé, sous réserve que ces personnes rémunèrent l'intervention du centre ;
– la mise en place de consultations cannabis et autres produits psychoactifs.

La prise en charge des patients

Dans les centres spécialisés, la prise en charge des patients se fait par des équipes pluridisciplinaires. Elle s'articule autour d'une prise en charge médicale, psychologique, socio-éducative et infirmière. Cette complémentarité des professionnels permet une meilleure efficacité et prend en compte les différents aspects de la toxicomanie. Depuis quelques années, la notion d'addiction a permis de dépasser la prise en charge du patient par produit. La dépendance est traitée dans sa globalité et sa complexité. Il y a eu aussi une évolution des pratiques depuis dix ans.

Les usagers de drogues sont le plus souvent des polytoxicomanes. Ils ont en général un produit prévalant (héroïne, cocaïne, crack, ecstasy, cannabis...), mais en consomment d'autres suivant les occasions et les opportunités.

Un suivi médical sera effectué par un psychiatre ou un médecin addictologue, si nécessaire.

Une prise en charge psychothérapique sera proposée dans la majorité des centres. Suivant les centres, les formations des psychiatres et des psychologues, les psychothérapies peuvent être de nature différente.

L'expérience, la formation, la qualité d'écoute sont plus déterminantes dans l'efficacité des psychothérapies que la nature de la technique employée.

S'il est facile de sevrer physiquement un héroïnomane en deux à trois semaines, il est beaucoup plus complexe de le sevrer psychologiquement. C'est alors un processus qui peut durer de nombreuses années (cinq à dix ans), qui cherchera à comprendre le patient, son histoire, ses souffrances, ses traumatismes, ses blessures... Comme le disait Tobie Nathan, les psychothérapies ne changent pas l'individu, elles le métamorphosent.

Les psychothérapeutes se heurtent cependant à une difficulté particulière : les usagers rechignent souvent à s'engager dans une psychothérapie. Les premiers rendez-vous seront capitaux afin d'établir une relation de confiance, qui peut conduire l'usager vers une relation psychothérapeutique.

Il n'y a pas de traitements médicamenteux miracles qui permettent de sortir d'une addiction. Les patients ne font jamais l'économie d'un travail sur soi pour maîtriser leurs dépendances.
Dans les CSST, chaque patient a un psychothérapeute et un médecin référent. Les psychothérapies ne s'opposent pas aux traitements médicamenteux, elles en sont complémentaires.
Un suivi socio-éducatif est aussi proposé dans les centres. Il est fondamental : il permet au sujet de retrouver ses droits sociaux, d'être soutenu dans de nombreux actes de la vie civile, de trouver un hébergement, de se réinsérer…

Depuis 1995-1996, les CSST dispensent des traitements substitutifs aux opiacés (TSO) : buprénorphine haut dosage (Subutex®), méthadone. Les infirmiers sont responsables de la dispensation des TSO et de certains psychotropes. Ils ont un rôle très important pour les patients dépendants, qui dépasse très largement la simple distribution de médicaments.
Ont également un rôle très important les secrétaires dans les équipes qui, au-delà de leurs tâches administratives, assurent un travail d'accueil majeur et pas toujours facile. Les patients reçus sont en grande souffrance, les personnalités diverses et parfois très pathologiques.
La prise en charge est pluridisciplinaire et complémentaire. Le travail dans un CSST est un vrai travail d'équipe, chacun a sa place et son rôle. Plus l'équipe est cohérente, professionnelle, moins il y a de dérapages et de passages à l'acte violents.

Les techniques de psychothérapie

Elles sont diverses et dépendent des formations et compétences des professionnels. Elles visent à resituer la toxicomanie dans l'histoire du patient. Un travail psychothérapique est fondamental et complémentaire de la prise en charge chimiothérapique.

Les *psychothérapies analytiques* : le plus souvent, il s'agit de thérapies d'inspiration analytique. Il ne s'agit pas de cures classiques telles qu'elles sont pratiquées par des psychanalystes en ville.
La psychanalyse fut inventée par Freud en 1895. Dans l'analyse freudienne, l'analyste explore l'inconscient du patient, cherche à faire

émerger dans le conscient les traumatismes refoulés. La relation entre l'analysant et l'analyste se nomme le transfert. L'analysant est allongé sur un divan deux ou trois fois par semaine. Il lui est demandé de laisser son esprit associer des phrases, des mots sans chercher à les contrôler. C'est la technique de l'association libre, qui permet en séance au patient d'explorer son passé, son enfance, ses sentiments, afin de mieux connaître sa propre histoire.
Il existe différentes écoles de psychanalyse : freudienne, lacanienne, jungienne...

Les *thérapies comportementales et cognitives* visent à modifier les comportements et les habitudes de pensée par des exercices pratiques et des mises en situation. Contrairement aux psychothérapies analytiques, elles ne s'intéressent pas à l'enfance du patient et à son histoire. Ce sont des thérapies brèves qui se donnent un objectif à court terme. Elles utilisent la relaxation, l'apprentissage de nouveaux comportements, de nouveaux modes de pensée, l'abandon des pensées négatives, l'estime de soi...

Les *thérapies corporelles* s'appuient sur l'énergie corporelle et les mouvements du corps.

Les *thérapies systémiques ou familiales* étudient et traitent les interactions entre une personne et son entourage familial. Sur le plan théorique, le patient est considéré comme le symptôme d'une famille qui fonctionne mal.

Certaines équipes proposent des thérapies de groupe, de l'hypnose ericksonienne, des entretiens motivationnels...
Fondés sur les principes de Alcooliques Anonymes, les groupes de Narcotiques Anonymes visent à soutenir les usagers dans une démarche d'abstinence totale, au moyen d'une progression en douze étapes. Ce dispositif est également connu lorsqu'il s'applique en résidentiel sous le nom de « modèle Minnesota ». Des réunions se tiennent chaque jour en Île-de-France. Chaque usager choisit un parrain qu'il peut appeler à n'importe quel moment s'il se sent en situation de faiblesse.

Les traitements de substitution aux opiacés

Durant de nombreuses années, le sevrage et l'abstinence étaient les objectifs des professionnels de la toxicomanie. Les patients avaient un parcours chaotique, émaillé de rechutes.

La prise en charge psychologique était difficile, avec des patients qui replongeaient, qui étaient en grande souffrance physique et psychologique. Les désordres neurobiologiques et les troubles de l'humeur compliquaient les prises en charge. Les patients dépendants des opiacés n'investissaient pas les pyschothérapies. La substitution permet une stabilisation des patients, une diminution de leur souffrance, une régulation des désordres neurobiologiques, une humeur plus stable. L'apaisement observé permet aux usagers de mieux investir leur psychothérapie.

Ce sont des traitements longs : plusieurs années en général. Les patients héroïnomanes totalisent souvent plus de dix ans de toxicomanie avant d'entrer dans un processus de soins. Il faut des années pour qu'ils se reconstruisent, physiquement, psychologiquement, socialement, familialement, professionnellement...

La substitution, qui ne s'est pas imposée facilement dans le milieu des professionnels de la toxicomanie, a permis finalement une alliance entre les tenants des psychothérapies et les médecins prescripteurs.

L'épidémie de sida chez les patients dépendants des opiacés a fait évoluer les mentalités et bousculé les pratiques. Les patients « substitués » se soignent mieux des pathologies infectieuses associées (VIH, hépatites B et C) et autres pathologies.

Deux molécules sont principalement utilisées et font consensus au niveau international : la buprénorphine haut dosage (Subutex®) et la méthadone. Il existe en France des génériques concernant la buprénorphine et récemment une forme gélule de méthadone a été introduite sur le marché. (Conférence de consensus, Lyon, 23 et 24 juin 2004. « Stratégies thérapeutiques pour les personnes dépendantes des opiacés : place des traitements de substitution ».)

Finalités de la substitution

– Prévenir la survenue de problèmes sanitaires découlant de l'usage des opiacés ;

– favoriser l'insertion des usagers dans un processus thérapeutique et faciliter le suivi médical d'éventuelles pathologies associées à la toxicomanie ;
– contribuer à l'insertion sociale des usagers ;
– permettre à chaque patient d'élaborer une vie sans pharmacodépendance, y compris à l'égard des traitements de substitution.

Objectifs des personnes dépendantes des opiacés

Soulager un état de manque douloureux ;
– assurer une gestion personnelle de la dépendance ;
– diminuer, voire cesser la consommation des opiacés en s'accommodant du maintien de la pharmacodépendance de la substitution ;
– abstinence complète des opiacés.

Objectifs des professionnels de santé

– Réponse à court terme à la souffrance physique et morale, parfois dans l'urgence ;
– prise en charge de la dépendance aux opiacés à court, moyen et long terme ;
– diminuer et si possible arrêter la consommation des opiacés dans la perspective de réduction des risques ;
– aboutir *in fine* à l'abstinence complète de toute substance psychoactive et de tout traitement de substitution, ce qui demande une évolution personnelle, du temps et un accompagnement ;
– le partage de ces objectifs avec les patients ;
– la prise en charge des dommages induits et pathologies associées infectieuses, psychiatriques et addictives ;
– la gestion des situations particulières : grossesse, précarité, détention, situations irrégulières... ;
– l'amélioration des liens sociaux, en maintenant l'insertion et en favorisant la réinsertion : accès à un travailleur social, à des ressources, aux droits sociaux, au logement, à l'emploi ;
– favoriser le maintien des relations familiales et sociales.

Les objectifs généraux et de société

– Une diminution de la mortalité, une réduction des surdoses ;

– une réduction de la consommation d'héroïne et des risques liés à son administration par intraveineuse ;
– une amélioration de la prévention et du traitement des pathologies infectieuses associées (hépatites, VIH, tuberculose...) ;
– une amélioration de la santé globale de la population ;
– une amélioration de l'insertion professionnelle et sociale ;
– une diminution de la délinquance et du trafic liés aux usages de drogues ;
– une diminution des incarcérations ;
– la limitation du développement d'une économie parallèle ;
– la possibilité d'asseoir les traitements sur le réseau existant des médecins généralistes, des centres spécialisés (CSST) et des établissements de santé ;
– une diminution du coût des prises en charge, et plus globalement une baisse du coût social lié aux usages des drogues illicites, avec une amélioration du rapport coût/bénéfice.

Caractéristiques d'un traitement de substitution

(Suivant Dole et Nyswander.)
– Longue durée d'action, associée à l'absence d'un effet pic ;
– le traitement supprime ou prévient les signes de manque ;
– il atténue progressivement l'appétence aux opiacés ;
– il doit être dépourvu d'action psychodysleptique (qui provoque des troubles mentaux) ;
– il participe à la restauration de certaines fonctions endocriniennes ;
– à la dose supérieure, il induit une imprégnation opiacée nécessaire et suffisante pour occuper les récepteurs opiacés endogènes en vue d'éviter la survenue d'effets délétères lors d'une administration concomitante intraveineuse d'héroïne.

Nous pouvons ajouter : il doit entraîner peu de tolérance, pas d'effet euphorisant, peu d'effets secondaires, pas de surdose idéalement, ne pas être injectable, ne pas laisser de traces morphiniques dans les urines (il ne doit pas être confondu avec les opiacés dans les urines).

Critères d'indications d'un traitement de substitution

– Dépendance majeure avérée aux opiacés. La dépendance à d'autres substances psychoactives (cocaïne, crack, cannabis...) n'est pas une indication ;
– demande explicite d'aide par un traitement de substitution, accord du patient ;
– consentement au cadre thérapeutique, respect du contrat ;
– état de santé compatible avec un traitement ambulatoire.

D'après les chiffres de l'OFDT, il y avait en France, en 2006, 89 076 patients substitués par buprénorphine HD et 15 424 patients traités par méthadone. On estime généralement qu'il y a en France 150 000 (plus ou moins 50 000) héroïnomanes.

Estimations du nombre de patients substitués en France

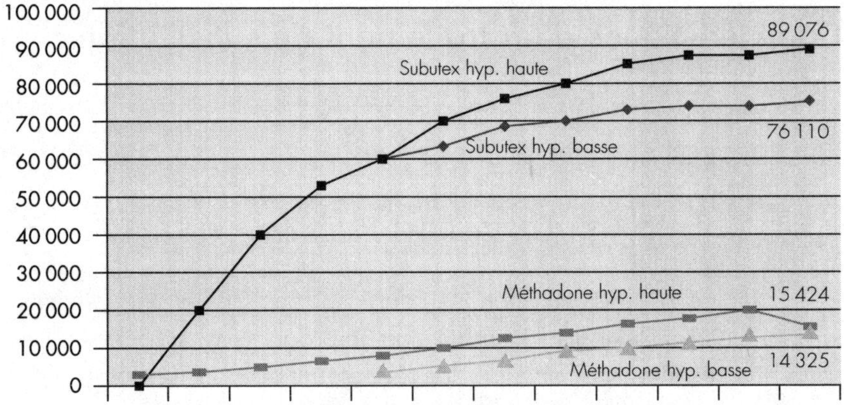

(Sources : SIAMOIS/InVS et estimations OFDT.)

La méthadone

C'est un opiacé de synthèse, synthétisé par la firme allemande IG Farben en 1937. Le brevet a été récupéré par les Américains dans le cadre des dommages de guerre. Elle a été utilisée par les Américains Dole et Nyswander, non dans le sevrage aux opiacés, mais à des fins substitutives au long cours, à partir des années 1960.
En France, son utilisation dans les CSST a débuté en 1995. La méthadone est un outil puissant qui permet une meilleure prise en charge

des héroïnomanes. Mais elle n'est qu'un élément d'une prise en charge globale : psychothérapique, médicale, sociale, infirmière.

Le consommateur d'héroïne est sans cesse perturbé par des alternances d'euphorie et de manque, même en effectuant plusieurs injections par jour. La méthadone va permettre de stabiliser son humeur, d'éviter le syndrome de manque. Elle se fixe sur les récepteurs opiacés du cerveau et empêche alors l'héroïne d'agir.

Vincent Dole, en 1988, disait : « Le traitement de substitution agit de manière corrective en normalisant les processus neurologiques et endocrinologiques chez les patients dont les fonctions endogènes ont été perturbées par un long usage de puissants stupéfiants. »

La méthadone prise régulièrement, en général une fois par jour, et à dose adaptée, n'est ni euphorisante ni sédative. Le patient a une humeur stable, il n'a pas de troubles de la vigilance. La méthadone apaise le toxicomane, diminue l'anxiété, diminue l'appétence pour l'héroïne.

Sa demi-vie est longue (24 heures), ce qui veut dire qu'il faut 24 heures pour que la moitié de la dose prise soit éliminée par l'organisme. Elle peut être prise une fois par jour.

C'est une substance dite agoniste, c'est-à-dire qu'elle agit comme l'héroïne sur les récepteurs et à ce titre peut entraîner une surdose potentiellement mortelle. C'est donc un produit dangereux, qui répond à des règles de prescription précises. Elle doit être prescrite par des médecins formés.

Dans 50% des cas, les patients rechercheront des sensations avec d'autres produit psychoactifs (alcool, cocaïne, ecstasy...). Parfois ils arrêtent la méthadone durant quelques jours et reprennent des opiacés. Si la méthadone permet d'agir sur les aspects biologiques, endocriniens, neurobiologiques de l'addiction, elle agit peu sur la dépendance psychologique. Ce qui explique l'importance de la prise en charge psychosociale associée.

Les doses prescrites sont en moyenne de 80 milligrammes par jour, plus ou moins 20 milligrammes. Certains médicaments peuvent diminuer l'efficacité de la méthadone et impliquent une augmentation de la posologie.

La méthadone entraîne peu de tolérance, il n'est pas nécessaire d'augmenter les doses pour maintenir son efficacité.

Elle se présente soit sous forme de sirop dans des flacons (à 5, 10, 20, 40, 60 milligrammes), soit sous forme de gélules (de 1, 5, 10, 20, 40 milligrammes). Ces deux formes galéniques ne peuvent être injectées.
Les professionnels se sont rendu compte que la méthadone avait, comme l'héroïne, un effet stabilisateur chez les patients psychotiques.
Un traitement par méthadone dans un CSST fait toujours l'objet d'un contrat écrit passé entre le patient et le médecin référent et qui précise les règles du traitement. Dans les CSST, la méthadone est distribuée gratuitement aux usagers dépendants.
Des examens d'urines seront aussi effectués tous les quinze jours en moyenne, afin de rechercher les consommations éventuelles d'autres produits psychoactifs (opiacés, cocaïne, amphétamines, dextropropoxyphène, barbituriques, benzodiazépines, cannabis).

Il existe des contre-indications à la prise de méthadone :
- hypersensibilité à la méthadone ;
- insuffisance respiratoire grave ;
- âge inférieur à 15 ans ;
- traitement concomitant par un agoniste et/ou antagoniste morphinique (Revia®, buprénorphine, Nalorex®) ;
- en raison de la présence de saccharose, ce médicament est contre-indiqué en cas d'intolérance au fructose ;
- l'ingestion d'alcool est déconseillée.

Les effets indésirables :
- euphorie, vertiges, somnolence, nausées, vomissements, maux de tête, insomnie, constipation, prise de poids, sédation, hypersudation, dysurie, œdèmes, bradycardie, palpitations ;
- agitation, troubles visuels ;
- hypotension artérielle ; rares cas d'allongement de l'intervalle QT (temps de contraction des ventricules), visible sur l'électrocardiogramme et, en cas de doses très élevées, de torsades de pointes (arythmie ventriculaire) ;
- rétention urinaire, diminution de la libido, très rares cas de gynécomastie ;
- allergie : prurit, urticaire, rashs ;

– en cas de surdosage : dépression respiratoire, hypotension sévère, arrêt respiratoire, choc, arrêt cardiaque.

La buprénorphine haut dosage (BHD)

(Subutex® et autres génériques de BHD.)

La buprénorphine a été découverte en 1973. Elle a d'abord été utilisée comme analgésique (traitement de la douleur), sous le nom de Temgésic®, puis à partir de 1995 comme traitement de substitution.

C'est un agoniste partiel des récepteurs *mu* et antagoniste des récepteurs opiacés *kappa*. La buprénorphine agit comme les opiacés, mais le fait qu'elle soit agoniste partielle évite les surdoses. Elle a peu d'action dépressive respiratoire (sauf en association avec des benzodiazépines).

La buprénorphine est largement prescrite en France, surtout en ville, à la fois par les médecins généralistes et par les médecins des CSST.

C'est un produit de substitution plus facile d'utilisation que la méthadone. Il y a pas de risque de surdose, il est plus facilement transportable, il est moins stigmatisé que la méthadone.

Son coût est plus élevé que celui de la méthadone. Il est commercialisé sous forme de comprimés sublinguaux de 0,4, 2 et 8 milligrammes.

Il doit être gardé dans la bouche durant 5 à 10 minutes, avant ingestion. La forme sublinguale évite le premier passage par le circuit digestif et la destruction de 80% du produit par le foie.

Sa prescription se fait sur des ordonnances sécurisées et répond à des règles précises. Le médecin doit faire figurer sur l'ordonnance, en toutes lettres, le prénom, le nom, la date de naissance, l'adresse du patient ; la date de prescription ; la dose prescrite, la durée du traitement (qui ne peut pas dépasser 28 jours) ; la délivrance (qui peut être de 7 jours, 14 jours, 21 jours ou 28 jours) ; le nom de la pharmacie qui va délivrer le traitement.

Les dosages prescrits sont en moyenne de 10 milligrammes (plus ou moins 2 milligrammes) par jour.

Les règles de prescription sont impératives et visent à diminuer le mésusage, la revente et le trafic de buprénorphine. Mais la buprénor-

phine n'est pas considérée comme un stupéfiant, le trafic ne tombe donc pas dans le cadre du trafic de stupéfiants.
Il existe aussi un risque de mésusage par injection intraveineuse, ce qui peut favoriser les transmissions de maladies infectieuses, les risques d'embolie, des pathologies aux points d'inoculation : œdèmes, abcès, veinites.
Parmi les effets indésirables : céphalée, insomnie, nausées, vomissements, hypotension orthostatique, constipation, sueurs, asthénie, somnolence, lipothymies et sensations de vertiges.
Il y a un risque mortel en cas d'association avec des benzodiazépines prises en grandes quantités, ou par voie injectable.
Il est à noter qu'il n'existe pas de traitement spécifique de la dépendance au cannabis. La prise en charge est surtout psychologique. Des traitements psychotropes adjuvants peuvent être prescrits en cas de syndrome dépressif associé ou d'anxiété.
De même, actuellement, on ne dispose pas de traitement spécifique de la dépendance à la cocaïne ou au crack. Cependant des études dans le monde ouvrent des perspectives intéressantes de traitement.

Annexes

Coordonnées de centres de soins spécialisés

Cette liste, qui provient du site de la MILDT, n'est pas exhaustive. Les numéros de téléphone et adresses d'autres équipes peuvent être obtenus auprès d'Info-drogues (permanence téléphonique 24 heures sur 24 au 02 227 52 52).
À partir de la fin 2009, les CSST évolueront en CSAPA, mais les équipes et coordonnées resteront les mêmes.

Numéros verts pour obtenir des informations et des ressources complémentaires

Drogues info service : 0800 23 13 13

Appel gratuit depuis un poste fixe. 8 h 00 - 2 h 00 Avec un portable, appeler le 01 70 23 13 13 au prix d'une communication ordinaire.

Écoute alcool : 0811 91 30 30

Coût d'une communication locale depuis un poste fixe - 14h00 - 2h00.

Écoute cannabis : 0811 91 20 20

Coût d'une communication locale depuis un poste fixe - 8h00 - 20h00.
Le service assure une mission d'aide et d'information, 7 jours/7, confidentielle et anonyme :

- *Pour s'informer, demander conseil, comprendre, prendre du recul.*
- *Pour connaître les risques, les dangers, comprendre les effets.*
- *Pour savoir où demander de l'aide, consulter des professionnels compétents.*

Ain (01)

Consultation Jeunes consommateurs
Centre médico-social
9, rue des Papetiers
01200 Bellegarde-sur-Valserine
Tél. : 04 74 23 36 61

Association départementale d'éducation sanitaire et sociale (ADESSA 01)
9 *bis*, rue Gabriel-Vicaire
01000 Bourg-en-Bresse
Tél. : 04 74 23 13 14
ades01@wanadoo.fr

Centre Accueil et aide aux jeunes
8, rue du Pont-des-Chavres
01000 Bourg-en-Bresse
Tél. : 04 74 23 67 66
aaj.cpa@free.fr

Consultation Jeunes consommateurs
Centre médico-social
Rue des Hortensias
01400 Châtillon-sur-Chalaronne
Tél. : 04 74 23 36 61

Association Drogue Information Réflexion Entraide (DIRE)
Le Clos des Abeilles
41, rue de Domparon
01170 Gex
Tél. : 04 50 41 77 46

Permanence Accueil et aide aux jeunes
Le Clos des Abeilles
41, rue Domparon
01170 Gex
Tél. : 04 50 99 08 65

Point Accueil jeunes
22 *bis*, rue Brillat-Savarin
01000 Oyonnax
Tél. : 04 74 73 73 81

Consultation Jeunes consommateurs
Centre social Jacques-Brel
32, route de Genève
01700 Saint-Maurice-de-Beynost
Tél. : 04 74 23 36 61

Aisne (02)

Centre de soins APTE
2, rue du Général-Dutour-de-Noirfosse
Château des Ruisseaux
02880 Bucy-le-Long
Tél. : 03 23 72 22 80
ass.apte@wanadoo.fr

Point écoute jeunes de l'EPSM de l'Aisne
9, rue du Beffroi
02300 Chauny
Tél. : 03 23 38 01 23
jeanneherve@hotmail.fr

Équipe de liaison et de soin en addictologie (ELSA) du CH Brisset
40, rue aux Loups
02500 Hirson
Tél. : 03 23 58 82 94
elsa-ch.brisset@wanadoo.fr

CRES de Picardie – Établissement de l'Aisne
61, rue d'Enfer
02000 Laon
Tél. : 03 23 79 90 51
codes-aisne@wanadoo.fr
www.crespicardie.org

Équipe de liaison et de soins en addictologie (ELSA)
Centre hospitalier
33, rue Marcelin-Berthelot
02001 Laon Cedex
Tél. : 03 23 24 38 38
secret.addictologie@ch-laon.fr

Centre spécialisé de soins aux toxicomanes (CSST)
5, rue Arnaud-Bisson
02100 Saint-Quentin
Tél. : 03 23 05 03 33
csst@ch-stquentin.fr

Point écoute jeunes
Centre de santé publique
3 *bis*, boulevard Richelieu
02100 Saint-Quentin
Tél. : 03 23 62 18 29

Association Réseau toxicomanie du Soissonnais (ARTS)
46, avenue du Général-de-Gaulle
02200 Soissons
Tél. : 03 23 75 74 38
point.ecoute@ch-soissons.fr

Point écoute addictologie du CH de Soissons
46, avenue du Général-de-Gaulle
02200 Soissons
Tél. : 03 23 75 71 67
point.ecoute@ch-soissons.fr

Point écoute drogues du CH de Soissons
46, avenue du Général-de-Gaulle
02200 Soissons
Tél. : 03 23 75 74 38
point.ecoute@ch-soissons.fr

ABEJ - Coquerel - Vallée de l'Aisne
2, rue Moulin-de-Bas
02160 Vieil-Arcy
Tél. : 03 23 74 37 10
vallee.aisne@abej-coquerel.org

Allier (03)

Centre La Passerelle
16, avenue Jules-Ferry
03100 Montluçon
Tél. : 04 70 09 91 05
la-passerelle2@wanadoo.fr

Unité d'addictologie de liaison (UAL) du CH de Montluçon
24, avenue du 8-mai-1945
BP 1148
03113 Montluçon
Tél. : 04 70 02 78 24
ualcoologie.sec@ch-montlucon.fr

Association bourbonnaise d'éducation pour la santé (ABES) – CODES 03
8, place Garibaldi
03000 Moulins
Tél. : 04 70 44 98 87
abes-codes03@wanadoo.fr
www.abes-codes03.net

Centre spécialisé de soins aux toxicomanes (CSST)
10, rue Georges-Lucien-Perrichon
03000 Moulins
Tél. : 04 70 20 11 42
csst-chmy@ch-moulins-yzeure.fr

Centre d'accueil et de prévention pour adolescents en détresse (CAPADO)
1, rue des Fleurs
03200 Vichy
Tél. : 04 70 97 15 90
pedopsychiatrie@ch-vichy.fr

Alpes-de-Haute-Provence (04)

Centre Parenthèse
Intersecteur des toxicodépendances
103, boulevard Gassendi
04000 Digne-les-Bains
Tél. : 04 92 32 32 88

Comité départemental d'éducation pour la santé (CODES 04)
42, boulevard Victor-Hugo
04000 Digne-les-Bains
Tél. : 04 92 32 61 69
codes.ahp@wanadoo.fr

Équipe de liaison en addictologie du CH de Digne
103, boulevard Gassendi
04000 Digne-les-Bains
Tél. : 04 92 30 15 15

Point Alpha
2, boulevard Soustre
04000 Digne-les-Bains
Tél. : 04 92 36 11 02
point-alpha@wanadoo.fr

Centre Parenthèse : permanence de Manosque
Passage Saint-Sauveur
04100 Manosque
Tél. : 04 92 72 51 58

Réseau Santé toxicomanie 04 – GT 04
Rue Robert-le-Jeune
Cabinet médical de Sainte-Tulle
04220 Sainte-Tulle
Tél. : 04 92 78 24 30

Hautes-Alpes (05)

AIDES Délégation départementale Hautes-Alpes
24, rue Saint-Arey
05000 Gap
Tél. : 04 92 53 43 93
aides.gap@wanadoo.fr

Centre d'accompagnement et de prévention - LE CAP
10, rue Roumanille
05000 GAP
Tél. : 04 92 53 71 88
ass.lecap@wanadoo.fr

Comité départemental d'éducation pour la santé (CODES 05)
5, rue de Camargue
05000 Gap
Tél. : 04 92 53 58 72
codes-05@wanadoo.fr
www.cres-paca.org/

Consultation d'évaluation et d'accompagnement des jeunes consommateurs
5, rue Olphe-Gaillard
05000 Gap
Tél. : 04 92 53 71 88

Réseau Santé toxicomanie 05 – GT 05
1, rue des Trois-Frères-Dorche
05000 Gap
Tél. : 04 92 56 00 56

Alpes-Maritimes (06)

Centre de soins en addictologie d'Antibes – CSST d'Antibes
6-14, avenue Reibaud
06600 Antibes
Tél. : 04 93 33 26 82
pierre.airaudi@ch-antibes.fr

Association régionale pour la Promotion des Actions de Santé (ARPAS)
19, avenue Auguste-Renoir
06800 Cagnes-sur-Mer
Tél. : 04 93 20 67 01
www.arpas.fr

Centre La Marie-Jeanne du CH de Cannes
7 rue Teisseire
06400 Cannes
Tél. : 04 93 39 14 45

Centre méthadone du CSST La Marie-Jeanne
27, avenue Isola-Bella
06400 Cannes
Tél. : 04 93 69 72 69

Consultation pour jeunes consommateurs
41 *bis*, rue Mimont
06400 Cannes
Tél. : 04 93 62 62 10

Centre spécialisé de soins en addictologie La Caravelle (CSST)
Chemin de Clavary
06335 Grasse
Tél. : 04 93 09 56 83
addicto@ch-grasse.fr

Centre de soins spécialisés en toxicomanie (CSST)
La Villa Rose
7, route du Val-de-Gorbio
06500 Menton
Tél. : 04 92 10 13 83

Association ACACIA
28, rue Gioffredo
06000 Nice
Tél. : 04 93 82 45 38
association.acacia@wanadoo.fr

Boutique Entractes
6, rue Jacques-Offenbach
06000 Nice
Tél. : 04 93 16 00 49
actes.entractes@psp-actes.org

Centre d'accueil de soins et d'orientation – MDM
34, rue Rossini
06000 Nice
Tél. : 04 93 16 59 60
mdmrdr06@club-internet.fr

Centre spécialisé de soins aux toxicomanes
28, avenue Aubert
06000 Nice

Centre spécialisé de soins aux toxicomanes Malaussena (CSST)
10, avenue Malaussena
06000 Nice
Tél. : 04 93 80 00 33

Comité départemental d'éducation pour la santé (CODES 06)
61, route de Grenoble
06000 Nice
Tél. : 04 93 18 80 78
codes.am@wanadoo.fr

Consultation Paroles du CREDIT
10, avenue Malaussana
06000 Nice
credit@mcn.mc

Consultation pour jeunes consommateurs
Maison des associations
Place Garibaldi
06000 Nice
Tél. : 04 93 62 62 10
anpa06@wanadoo.fr

CSST intervenant en milieu pénitentiaire de la maison d'arrêt de Nice
12, rue de la Gendarmerie
06000 Nice
Tél. : 04 93 13 58 71

CSST Actes
6, avenue de l'Olivetto
06000 Nice
Tél. : 04 93 53 17 00
sas.olivetto@psp-actes.org

CSST Émergence
8, rue Veillon
06000 Nice
Tél. : 04 92 47 81 81
csstnice@groupe-sos.org
www.asos.org

Entractes mobile – Le Bus d'Entractes
6, rue Jacques-Offenbach
06000 Nice
Tél. : 04 93 16 00 49
actes.entractes@psp-actes.org

Permanence d'accueil et d'orientation – PAO
Résidence Roquebillière
52, boulevard Louis-Braille
06300 Nice
Tél. : 04 97 08 07 60
pao.nice@groupe-sos.org

Réseau d'appartements thérapeutiques relais
6, avenue de l'Olivetto
06000 Nice
Tél. : 04 93 53 17 00
sas.olivetto@psp-actes.org

Service d'accompagnement médico-psychologie d'addictologie du CH Sainte-Marie (SAMPA)
Pôle de soins somatiques et d'addictologie
87, avenue Joseph-Raybaud
06300 Nice
Tél. : 04 93 13 57 66

Unité de prévention des addictions de l'hôpital Pasteur – Consultation Paroles
10, avenue Malausséna
06000 Nice
Tél. : 04 93 80 00 33
evelyne-mariani@club-internet.fr

Unité méthadone du CSST Malaussena – Centre méthadone ECIMUD
Hopital St-Roch
5, rue Pierre-Devoluy
06400 Nice
Tél. : 04 92 03 37 19
toxicomanie@chu-nice.fr

Service d'hospitalisation de semaine du CSST Malaussena
Adresse non communicable
06002 Nice Cedex 1
Tél. : 04 92 03 81 41

Ardèche (07)

CSST Résonance
31, avenue de l'Europe

Résidence Le Faya II
07100 Annonay
Tél. : 04 75 32 48 94
csst.resonnance@wanadoo.fr

Point écoute parents ados
4, rue de Tournon
07100 Annonay
Tél. : 04 75 93 56 28
espace07@wanadoo.fr

Centre de soins spécialisés en toxicomanie Espace 07 (CSST)
3, rue Vincent-d'Indy
07200 Aubenas
Tél. : 04 75 93 56 28
espace07@wanadoo.fr

Équipe de liaison et de soins en addictologie (ELSA) du CHG d'Aubenas
14-16, avenue de Bellande
07200 Aubenas
Tél. : 04 75 35 64 58
elsa@ch-aubenas.fr
www.ch-aubenas.fr

Point écoute parents ados
2, boulevard Pasteur
07200 Aubenas
Tél. : 04 75 93 56 28
espace07@wanadoo.fr

Permanence du point écoute parents ados d'Aubenas
Place Jean-Moulin
07400 Le Teil
Tél. : 04 75 93 56 28
espace07@wandoo.fr

Association départementale d'éducation sanitaire et sociale de l'Ardèche (ADESSA) – CODES 07
2, passage de l'Ancien-Théâtre
07000 Privas
Tél. : 04 75 64 46 44
adessa-codes.07@wanadoo.fr
perso.wanadoo.fr/adessa

Permanence d'accueil CSST Espace 07
2, boulevard des Mobiles
07000 Privas
Tél. : 04 75 93 56 28
espace07@wanadoo.fr

Point écoute parents ados
2, boulevard des Mobiles
07000 Privas
Tél. : 04 75 93 56 28
espace07@wanadoo.fr

Équipe de liaison et de soins en addictologie (ELSA) du CH des Vals d'Ardèche
Avenue Pasteur
BP 707
07007 Privas Cedex
Tél. : 04 75 20 21 69
elsa.privas@ch-privas.fr

Postcure La Cerisaie
Celles les Bains
Chemin départemental 365
07250 Rompon
Tél. : 04 75 85 16 31

Antenne d'addictologie de Tournon
59, avenue du Maréchal-Foch
07301 Tournon
Tél. : 04 75 32 48 94
csst.resonance@wanadoo.fr

Permanence du point écoute parents ados d'Annonay
Place Jean-Jaurès
07300 Tournon
Tél. : 04 75 93 56 28
espace07@wanadoo.fr

Ardennes (08)

Boutique Solidarité
20, avenue Leclerc
08000 Charleville-Mézières
Tél. : 03 24 59 43 64

Centre d'accueil et de soins pour toxicomanes (CAST)
34, avenue d'Arches
08000 Charleville-Mézières
Tél. : 03 24 56 24 25
cast08@club-internet.fr
c.chezel-cast08@wanadoo.fr

Centre méthadone des Ardennes (CMA)
Hôpital Corvisart
28, rue d'Aubilly
08000 Charleville-Mézières
Tél. : 03 24 58 70 52

Comité départemental d'éducation pour la santé (CODES 08)
46, place Ducale
08000 Charleville-Mézières
Tél. : 03 24 33 97 70
CO.DES.08@wanadoo.fr

CSST – Réseau de coordination thérapeutique
34, avenue Arches
08000 Charleville-Mézières
Tél. : 03 24 56 24 25
cast08@wanadoo.fr

Équipe liaison toxicomanie des Ardennes (ELT 08)
10-12, rue d'Aubilly
08000 Charleville-Mézières
Tél. : 03 24 59 74 59
elt@ch-belair.fr

Association Fumay Givet d'aide aux toxicomanes (AFGAT)
6, rue Oger
Parc Richebé
08600 Givet
Tél. : 03 24 42 30 28
afgat@wanadoo.fr

Permanence d'accueil – CAST
3 *bis*, rue du Petit-Pont
08200 Sedan
Tél. : 03 24 56 24 25

Ariège (09)

Comité ariégeois d'éducation pour la santé (CAES 09)
6, cours Irène-de-Cros
09000 Foix
Tél. : 05 34 09 02 82
caes.ariège@wanadoo.fr

Centre AIPD de l'Ariège (AIPDA)
Maison des Familles
19, rue des Moulins
09000 Foix
Tél. : 05 61 05 01 93
aipd09@wanadoo.fr

Fédération d'addictologie de liaison et de psychiatrie
Centre hospitalier du Val d'Ariège
Chemin du Barreau
09017 Saint-Jean-de-Verges
Tél. : 05 61 03 33 40

Aube (10)

Accueil liaison toxicomanie (ALT)
35, rue du Cloître-Saint-Étienne
10000 Troyes
Tél. : 03 25 80 56 01
alt.troyes@wanadoo.fr

Bus contact santé de l'accueil liaison toxicomanie (ALT)
35, rue du Cloître-Saint-Étienne
10000 Troyes
alt.troyes@wanadoo.fr
Tél. : 03 25 80 56 01

Comité départemental d'éducation pour la santé (CODES 10)
6, rue du Pont-Royal
10000 Troyes
Tél. : 03 25 41 30 30
codes.10@9business.fr

Réseau de famille d'accueil de l'ALT
35, rue du Cloître-Saint-Étienne
10000 Troyes
Tél. : 03 25 80 56 01
alt.troyes@wanadoo.fr

Aude (11)

Centre méthadone
4, rue de la République
11000 Carcassonne
Tél. : 04 68 11 92 92
csapa.c@aid11.org

Réseau d'appartement thérapeutique relais (AID 11)
4, rue de la République
11000 Carcassonne
Tél. : 04 68 11 92 92
csapa.c@aid11.org

Comité audois d'éducation pour la santé (CAES 11)
Conseil général de l'Aude
Centre administratif départemental
11855 Carcassonne Cedex 09
Tél. : 04 68 11 69 77
caes-11@wanadoo.fr

La Maison
Ancienne route de Cuxac
11100 Narbonne
Tél. : 04 68 49 65 35
lamaison@wanadoo.fr

Permanence d'accueil centre AID 11 (CSST-CSAPA)
3, boulevard du Maréchal-Joffre
11100 Narbonne
Tél. : 04 68 42 58 58
aidependance11narbonne@wanadoo.fr

Aveyron (12)

Centre de cure ambulatoire en alcoologie (CCAA)
La Parisienne
8, avenue de Paris
12000 Rodez
Tél. : 05 65 67 11 50
comite12@anpa.asso.fr

Comité départemental d'éducation pour la santé (CODES 12)
13, boulevard Laromiguière
12000 Rodez
Tél. : 05 65 73 60 20
codes.aveyron@wanadoo.fr

Centre d'accueil et de soins aux pharmacodépendants du CH Sainte-Marie (CASAP)
Olemps
BP 32
12032 Rodez Cedex 09
Tél. : 05 65 67 54 33

Service de médecine interne
Centre hospitalier de Rodez
ZAC de Bourran
12027 Rodez Cedex 09
Tél. : 05 65 55 22 70
medecine-interne@ch-rodez.fr

Unité de sevrage pour les addictions du CASAP
Olemps
BP 32
12032 Rodez Cedex 09
Tél. : 05 65 67 54 33

CAARUD EPICE
Cours de la Gare
12200 Villefranche-de-Rouergue
Tél. : 05 65 81 17 62
villagedouze@wanadoo.fr

Centre d'hébergement et de réinsertion sociale (CHRS)
Cours de la Gare
12200 Villefranche-de-Rouergue
Tél. : 05 65 81 17 25
villagedouze@wanadoo.fr

Lieu fixe d'échange de seringues
Cours de la Gare
12200 Villefranche-de-Rouergue
Tél. : 05 65 81 17 25
village12@wanadoo.fr
www.village-douze.com

Point jeunes
Cours de la Gare
12200 Villefranche-de-Rouergue
Tél. : 05 65 81 17 25
villagedouze@wanadoo.fr

Bouches-du-Rhône (13)

Centre Le Cairn
60, boulevard du Roy-René
13100 Aix-en Provence
Tél. : 04 42 26 15 16
tremplin15@wanadoo.fr

Réseau ville-hôpital Canebière – Le Cabanon
34, rue du Petit-Chantier
13007 Marseille
Tél. : 04 91 33 02 42
cabanon@libertysurf.fr

Service de médecine interne et de santé publique de La Timone
Hôpital La Timone
264, rue Saint-Pierre
13385 Marseille
Tél. : 04 91 38 75 73

Sleep In
8, rue Marcel-Sembat
13001 Marseille
Tél. : 04 91 62 84 84
sleepin.marseille@groupe-sos.org
www.groupe-sos.org

Unité de liaison en addictologie de l'hôpital nord (ULA UF1919)
Service des maladies infectieuses
Chemin des Bourelly
13015 Marseille
Tél. :
04 91 96 89 22/23
www.mit.ap-hm.fr/nord.html

Accueil ouest département des Bouches-du-Rhône – AOD Accueil ouest étang de Berre
7, avenue Frédéric-Mistral
13500 Martigues
Tél. : 04 42 81 00 56
aod@ampt.org

Permanence d'accueil de la FST – Permanence FST de Salon
356, boulevard Clemenceau
13300 Salon-de-Provence
Tél. : 04 90 56 00 43

Calvados (14)

Centre de cure ambulatoire en alcoologie
9, rue du Docteur-Vincent
14000 Caen
Tél. : 02 31 93 61 32

Centre spécialisé de soins aux toxicomanes
45, rue de Bretagne
14000 Caen
Tél. : 02 31 85 56 80
csst@chs-caen.fr

Maison des addictions
3, boulevard Lyautey
14000 Caen
Tél. : 02 31 52 95 90
maisondesaddictions@wanadoo.fr

Éducation solidarité information 14 – Maison des addictions du pays d'Auge – ESI 14
CCAS
1, rue Paul-Banaston
14100 Lisieux
Tél. : 02 31 31 44 58
mda.pa@wanadoo.fr

Cantal (15)

Association Accueil Prévention Poly-Toxicomanies (APT)
2, rue du Frère-Amance
15000 Aurillac
Tél. : 04 71 63 82 50
apt.15@wanadoo.fr

Consultation d'alcoologie du CH de Saint-Flour
2, avenue du Docteur-Mallet
BP 49
15102 Saint-Flour Cedex
Tél. : 04 71 60 66 00

Charente (16)

Équipe mobile d'addictologie et de permanence d'accès aux soins de santé (EMAPASS)
15, rue de l'Hôpital
BP 71
16700 Ruffec
Tél. : 05 45 29 54 93
Emapass@wanadoo.fr
www.ch-ruffec.fr/

Corrèze (19)

Centre prévention accueil toxicomanie du CH de Brive-la-Gaillarde
Boulevard du Docteur-Verlhac
19100 Brive-la-Gaillarde
Tél. : 05 55 17 70 12

Haute-Corse (2B)

Centre spécialisé de soins pour toxicomanes en ambulatoire – ADPS
35, rue César-Campinchi
20200 Bastia
Tél. : 04 95 31 81 30
adps@wanadoo.fr

Côte-d'Or (21)

Centre de cure ambulatoire en alcoologie (CCAA)
27, rue Marceau
21000 Dijon
Tél. : 03 80 73 26 32

Centre Tivoli – SEDAP
17, rue Chaignot
21000 Dijon
Tél. : 03 80 30 46 16
tivoli@drogues-sedap.com

Service d'addictologie
Centre hospitalier régional universitaire
3, rue du Faubourg-Raines
21033 Dijon Cedex
Tél. : 03 80 29 37 69
psychiatrie@chu-dijon.fr

Centre de cure ambulatoire en alcoologie (CCAA)
Promenade des Remparts
21140 Semur-en-Auxois
Tél. : 03 80 89 65 45
secretariat.psychiat@ch-semur-en-auxois.fr

Côtes-d'Armor (22)

Unité d'addictologie Saint-Jean-de-Dieu
Centre hospitalier spécialisé Léhon
22100 Dinan
Tél. : 02 96 39 83 16

Centre de soins spécialisés aux toxicomanes (CSST)
21, rue des Capucins
22000 Saint-Brieuc
Tél. : 02 96 78 68 89

Consultation d'addictologie
Centre hospitalier de Saint-Brieuc
10, rue Marcel-Proust
22023 Saint-Brieuc Cedex
Tél. : 02 96 01 71 23
xavier.guillery@ch-stbrieuc.fr

Dordogne (24)

Espace sevrage, centre d'accueil et d'accompagnement, lieu d'écoute et de soins (ESCALES 24)
Centre hospitalier spécialisé de Vauclaire
24700 Montpon-Ménestérol
Tél. : 05 53 82 82 16

Permanence d'accueil du CEID Dordogne
4, Cours d'Alsace-Lorraine
24100 Bergerac
Tél. : 05 53 74 20 49
ceid.dordogne@ceid.asso.fr

Doubs (25)

Centre Solea
73, Grande Rue
25000 Besançon
Tél. : 03 81 83 03 32
solea@addsea.fr
www.addsea.fr

Drôme (26)

Service spécialisé adultes Le Vercors – Service psychiatrie Le Vercors
8, boulevard Rémy-Roure
26102 Romans-sur-Isère
Tél. : 04 75 05 76 30

Centre Tempo
4, rue Ampère
26000 Valence
Tél. : 04 75 40 17 70
contact@tempo.asso.fr
www.tempo.asso.fr

Unité de soins en alcoologie et addictologie (US2A) du CH de Valence
179, boulevard du Maréchal-Juin
26953 Valence Cedex 9
Tél. : 04 75 75 75 92
secusa@ch-valence.fr

Eure (27)

Point accueil écoute jeunes ADISSA
37, rue Thiers

27300 Bernay
Tél. : 02 32 62 89 20
adissa@wanadoo.fr
www.adissa.org

Centre spécialisé de soins aux toxicomanes Le Mail
Résidence du Mail
15, rue Buzot
27000 Évreux
Tél. : 02 32 62 00 62

Point accueil écoute jeunes ADISSA
10, rue Chartraine
27000 Évreux
Tél. : 02 32 62 89 20
Adissa@wanadoo.fr
www.adissa.org

Point accueil écoute jeunes ADISSA
72, rue du Général-Leclerc
27700 Les Andelys
Tél. : 02 32 62 89 20
Adissa@wanadoo.fr
www.adissa.org

Point accueil écoute jeunes ADISSA
566, rue de la Madeleine
27130 Verneuil-sur-Avre
Tél. : 02 32 62 89 20
Adissa@wanadoo.fr
www.adissa.org

Point accueil écoute jeunes ADISSA
12, rue du Soleil
27200 Vernon
Tél. : 02 32 62 89 20
www.adissa.org

Eure-et-Loir (28)

Centre Alkinoos
53, rue du Bourgneuf
28000 Chartres
Tél. : 02 37 28 19 22
chartres.cicat@wanadoo.fr

Centre de soins spécialisé aux toxicomanes du CH de Dreux
44, avenue du Président-Kennedy
BP 69 – Pôle santé mentale – Secteur 28G04
28102 Dreux
Tél. : 02 37 51 53 48
csst@ch-dreux.fr

Finistère (29)

Consultation d'addictologie
Hôpital Fernand-Grall
29800 Landerneau
Tél. : 02 98 21 80 31

Rhapsodie
47, rue de Brest
29200 Morlaix
Tél. : 02 98 88 19 11

Gard (30)

AIDES Alès – Relais Alès
14, rue de la Meunière
30010 Alès
Tél. : 04 66 30 55 58
ales@aides30.org

Centre d'addictologie alsacien – Antenne de LOGOS et ANPAA
19, avenue Jules-Guesde
30100 Alès
Tél. : 04 66 91 08 75
ccaa.ales@free.fr
ales.logos@wanadoo.fr

Unité d'addictologie – Service de médecine A2 du CH Louis-Pasteur – Équipe d'addictologie
Avenue Alphonse-Daudet
BP 163
30205 Bagnols-sur-Cèze
Tél. : 04 66 79 78 07

Association Réflexion Action Prévention communautaire – ARAP-Rubis
23, rue de Beaucaire
30000 Nîmes
Tél. : 04 66 76 06 51
arap.rubis@wanadoo.fr
http://arap-rubis.site.voila.fr/

CAARUD – ASUD Nîmes
6 *bis*, rue Notre-Dame
30000 Nîmes
Tél. : 04 66 36 00 12
asudnimes@wanadoo.fr
www.asud.org

CSST Logos
8, rue Tédenat
30900 Nîmes
Tél. : 04 66 21 07 89
centrelogos@wanadoo.fr

CAARUD Logos – Logos accueil
1, rue Bec-de-Lièvre
30900 Nîmes Cedex
Tél. : 04 66 21 07 89
centrelogos@wanadoo.fr

Réseau vauverdois de soins aux toxicomanes
Résidence du Languedoc
Rue Émile-Zola
30600 Vauvert
Tél. : 04 66 88 28 63

Haute-Garonne (31)

Bus échange seringues – Le Bus
3, allée des Soupirs
31000 Toulouse
Tél. : 05 34 31 36 60

Centre de cure ambulatoire en alcoologie
Hôpital de Rangueil
Service de gastro-entérologie et nutrition – Bât H2

31054 Toulouse
Tél. : 05 61 52 19 78
comite31@anpa.asso.fr

Centre de cure ambulatoire en alcoologie
27, rue Bayard
31000 Toulouse
Tél. : 05 61 62 14 26
comite31@anpa.asso.fr

Centre de postcure de l'hôpital Marchant – CPC
20, avenue Maignan
31200 Toulouse
Tél. : 05 62 27 14 99

Centre de préparation à une vie active (CPVA)
32, boulevard Deltour
31500 Toulouse
Tél. : 05 62 71 68 20
cpva-deltour@wanadoo.fr

Centre de soins d'accompagnement et de prévention en addictologie – La Maison
42, rue des Champs-Élysées
31100 Toulouse
Tél. : 05 61 61 65 50
clemence.isaure31@free.fr

Centre méthadone Passages
11, rue des Novars
31300 Toulouse
Tél. : 05 61 77 34 75

CSST AAT
35, route de Blagnac
31200 Toulouse
Tél. : 05 34 40 01 40
aat-at@wanadoo.fr

Intermède – Clémence Isaure
2 *bis*, rue Clémence-Isaure
31000 Toulouse
Tél. : 05 34 45 40 40
clemence.isaure31@free.fr

Service d'accueil et de soins pour toxicomanes et autres dépendances (SAS)
3 *bis*, rue Berthelot
31500 Toulouse
Tél. : 05 61 61 80 80
sas.arpade@wanadoo.fr

Unité d'hospitalisation du CH Joseph-Ducuing
15, rue de Varsovie
31000 Toulouse
Tél. : 05 61 77 34 48/91
direction@hjd.asso.fr

Unité de crise et d'hospitalisation pour adolescents
34, avenue Étienne-Billières
31100 Toulouse
Tél. : 05 62 21 41 00

Centre Maurice-Dide
Hôpital La Grave
Place Lange
31052 Toulouse Cedex
Tél. : 05 61 77 80 82
schmitt-méthadone@CHU-Toulouse.fr

Gers (32)

Pôle santé du REGAR
14, place Saluste-du-Bartas
32000 Auch
Tél. : 05 62 05 11 65
regar.bartas@wanadoo.fr

Gironde (33)

Permanence du CEID
38, rue du Maréchal-de-Lattre-de-Tassigny
33120 Arcachon
Tél. : 05 56 83 11 12
ceid.arcachon@ceid.asso.fr

Centre résidentiel de soins en addictologie – CEID
33-35, impasse du 4-Septembre
33130 Bègles
Tél. : 05 56 49 59 58
ceid.begles@wanadoo.fr

La Case – Boutique MDM
2, rue des Étables
33800 Bordeaux
Tél. : 05 56 92 51 89
rdr.mdm.bx@wanadoo.fr

Unité de liaison et de soin en addictologie du CH Charles-Perrens (Unité ELSA)
121, rue de la Béchade
33076 Bordeaux
Tél. : 05 56 56 39 99
pstephanie@ch-perrens.fr

Département d'addictologie du CH Charles-Perrens (ex-centre Montesquieu)
121, rue de la Béchade
33076 Bordeaux Cedex
Tél. : 05 56 56 67 02
usamedecin@perrens.aquisante.fr

Centre d'aide psychologique de Libourne
14, quai de l'Isle
33500 Libourne
Tél. : 05 57 51 88 28

Hérault (34)

Centre Arc-en-ciel
10, boulevard Victor-Hugo
34000 Montpellier
Tél. : 04 67 92 19 00

CSST – Unité de traitement de la toxicodépendance (UTTD)
Centre Charles-Flahault
39, avenue Charles-Flahault
34295 Montpellier Cedex 5
Tél. : 04 67 33 69 13

Ille-et-Vilaine (35)

Département d'addictologie du CH de Redon
Centre médico-psychologique – Équipe d'addictologie
Avenue des Nouies
35600 Redon
Tél. : 02 99 71 71 28
secretariat.addictologie@ch-redon.fr

Pôle addictions précarité L'Envol
4, boulevard de Strasbourg
35000 Rennes
Tél. : 02 99 33 39 20
envol@ch-guillaumeregnier.fr
www.drogues-35.org

Indre-et-Loire (37)

Centre Port Bretagne
26, rue de Richelieu
37000 Tours
Tél. : 02 47 47 91 91
j.bachelier@ch-tours.fr

Isère (38)

Sida Toxicomanie Nord-Isère (Centre SITONI)
5, rue Charcot
Le Duplessis
38300 Bourgoin-Jallieu
Tél. : 04 74 93 15 64
sitoni@free.fr

Bus prévention sida
8, rue du Sergent-Bobillot
38000 Grenoble
Tél. : 04 76 47 20 37
aides-isere.delegation@wanadoo.fr
www.aides.org

Centre de soins spécialisés pour toxicomanes – Centre Hauquelin
1, rue Hauquelin
38000 Grenoble
Tél. : 04 76 54 24 29

Équipe d'addictologie hospitalière de liaison de l'hôpital Albert-Michallon – ELSA
Service d'alcoologie et d'addictologie
Pavillon Chamechaude
BP 217
38043 Grenoble
Tél. : 04 76 76 93 37
liaisonalcoologie@chu-grenoble.fr
www.chu-grenoble.fr

Point-virgule
19, rue des Bergers
38000 Grenoble
Tél. : 04 76 17 21 21
pointvirgulecodase@orange.fr

Centre méthadone de l'hôpital Albert-Michallon
Rue Irisée
38700 La Tronche
Tél. : 04 76 76 52 84

Intersecteur d'alcoologie et des conduites addictives
3, rue de la Gare
BP 100
38521 Saint-Égrève Cedex
Tél. : 04 76 56 43 00
iaca@ch-saint-egreve.fr
www.ch-saint-egreve.fr

Centre d'addictologie GISME
27, rue Émile-Zola
38400 Saint-Martin-d'Hères
Tél. : 04 76 24 69 24
gisme@wanadoo.fr
http://gisme.free.fr

Équipe de liaison et de soins en addictologie du CH Lucien-Hussel
Le Mont Salomon
38209 Vienne Cedex
Tél. : 04 74 31 30 16
sec.addicto@ch-vienne.fr
www.ch-vienne.fr

Jura (39)

Permanence d'accueil – Passerelle 39
Maison des Jeunes et de la Culture
13, Grande Rue
39600 Arbois
Tél. : 03 84 24 66 83

Centre d'addictologie Aristide-Briand
Maison des Associations
9, avenue Aristide-Briand
39100 Dole
Tél. : 03 84 82 83 85
addicto.dole@laposte.net

Centre Passerelle 39
35, cours Sully
39000 Lons-le-Saunier
Tél. : 03 84 24 66 83
passerelle39@wanadoo.fr

Permanence d'accueil – Passerelle 39
11, rue Lamartine
39400 Morez
Tél. : 03 84 24 66 83
passerelle39@wanadoo.fr

Complexe social
Rue Charles-de-Gaulle
39800 Poligny
Tél. : 03 84 24 66 83
passerelle39@wanadoo.fr

Permanence d'accueil – Passerelle 39
8, place Christin
Centre de prévention
39200 Saint-Claude
Tél. : 03 84 24 66 83
passerelle39@wanadoo.fr

Landes (40)

Permanence d'accueil La Source
Espace Rencontre
82, rue Jean-de-La-Fontaine
40600 Biscarosse
Tél. : 05 58 78 04 39
Lasource.mdemarsan@wanadoo.fr

Centre méthadone de Dax
18, rue Lamartine
40100 Dax
Tél. : 05 58 58 03 45
Lasorce.daxmétha@wanadoo.fr

Centre La Source
1, place Pitrac
40000 Mont-de-Marsan
Tél. : 05 58 75 92 04
La-source.mdemarsan@wanadoo.fr

Loire (42)

Centre Rimbaud
11, place de l'Hôtel-de-Ville
42000 Saint-Étienne
Tél. : 04 77 21 31 13
association.rimbaud@wanadoo.fr
www.centre.rimbaud.fr/

Unité de traitements de la dépendance et des toxicomanies (UTDT)
CHU de Saint-Étienne – Hôpital de Bellevue
Pavillon 1 *ter*
42055 Saint-Étienne
Cedex 02
Tél. : 04 77 12 77 50
yves.convers@chu-st-etienne.fr
www.chu-st-etienne.fr

Haute-Loire (43)

Espace toxicomanie Lieu Action Prévention Lutte Accueil Groupe et Échanges (LAPLAGE)
2, rue des Tanneries
43000 Le Puy-en-Velay
Tél. : 04 71 04 94 47
laplage-cdpa43@wanadoo.fr

Loire-Atlantique (44)

Service d'addictologie – Espace Barbara du CHU Saint-Jacques
9 *bis*, rue de Bouillé
44000 Nantes
Tél. : 02 40 20 66 40

Centre hospitalier général de Saint-Nazaire
Service de médecine interne
89, boulevard de l'Hôpital
44606 Saint-Nazaire
Cedex 01
Tél. : 02 40 90 61 30
revih@ch-saintnazaire.fr

Loiret (45)

Équipe de coordination hospitalière et d'orientation des toxicomanes (ECHOT)
45200 Amilly
Tél. : 02 38 95 98 53

Centre APLEAT
1, rue Sainte-Anne
45000 Orléans
Tél. : 02 38 62 64 62
info@apleat.com
www.apleat.com

Lot (46)

Centre de soins spécialisé pour toxicomanes Le Peyry
377, avenue du
7e Régiment-d'Infanterie
46000 Cahors
Tél. : 05 65 20 54 11
www.ceiis.com

Permanence d'accès aux services de soins (PASS)
27, rue des Maquisards
46100 Figeac
Tél. : 05 65 50 65 93

Unité de psychopathologie des usagers de produits psychoactifs
Le Bourg
46120 Leyme
Tél. : 05 65 10 20 20

Lot-et-Garonne (47)

Service d'addictologie et de soins des toxicomanies La Verrière
8, rue du 4-Septembre
47000 Agen
Tél. : 05 53 48 15 80
sast.info@aspp-asso.com

Lozère (48)

Centre spécialisé de soins aux toxicomanes
12, rue Faubourg-La-Vabre
48000 Mende
Tél. : 04 66 65 20 50
comite48@anpa.asso.fr

Maine-et-Loire (49)

Centre Équinoxe
29, rue Georges-Clemenceau
49300 Cholet
Tél. : 02 41 65 32 61
equinoxe.cholet@wanadoo.fr

Manche (50)

CSST Presqu'île
7-9, rue des Moulins
50100 Cherbourg-Octeville

Tél. : 02 33 10 03 03
addictologie@fbs-picauville.com

Centre Épidaure

27, rue des Teintures
50200 Coutances
Tél. : 02 33 47 41 07
addictologie@fbs-picauville.com

Unité d'alcoologie – Centre André-Hédouin – CH Les Genêts

Centre hospitalier spécialisé Les Genêts
485, avenue de la Banque-à-Genêts
50470 La Glacerie
Tél. : 02 33 88 68 68

Centre d'addictologie de la Baie

3, rue des Tilleuls
50170 Pontorson
Tél. : 02 33 60 65 00

Marne (51)

Centre de cure ambulatoire en alcoologie (CCAA)

Centre hospitalier général
51, rue du Commandant-Derrien
51000 Châlons-en-Champagne
Tél. : 03 26 69 61 31

Permanence d'accueil – CAST

104, avenue du Maréchal-Foch
51200 Épernay
Tél. : 03 26 53 15 95

Pôle éducation prévention santé (PEPS) du CH Auban-Maët

Rue de l'Hôpital
BP 137
51205 Épernay Cedex
Tél. : 03 26 58 73 04
CHAME-PEPS@wanadoo.fr

Centre d'accueil et de soins pour toxicomanes (CAST)

27, rue Granval
51100 Reims
Tél. : 03 26 02 19 43
cast@magcos.com

Centre méthadone – CAST

29, rue Grandval
51100 Reims
Tél. : 03 26 02 19 43

Haute-Marne (52)

Centre de cure ambulatoire en alcoologie et addictologie

Point Bleu
43, rue du Docteur-Mougeot
52100 Saint-Dizier
Tél. : 03 25 56 25 90
ccaa2@wanadoo.fr

Réseau ville-hôpital – Point bleu

43, rue du Docteur-Mougeot
52100 Saint-Dizier
Tél. : 03 25 06 45 88
pointblei-saintdizier@tiscali.fr

Service médecine 3

Centre hospitalier
4, rue Godard-Jeanson
52115 Saint-Dizier Cedex
Tél. : 03 25 56 85 58

Meurthe-et-Moselle (54)

Antenne de consultation du CSST Tandem

10, rue Carnot
54150 Briey
Tél. : 03 82 20 90 96
tandem54@wanadoo.fr

Accueil de jour L'Échange

7, rue Lionnois
54000 Nancy
Tél. : 03 83 39 88 10
boutique.lechange@wanadoo.fr

Unité fonctionnelle d'accueil et de traitement des toxicomanes (UFATT)

22 *bis*, rue de Malzéville
54000 Nancy
Tél. : 03 83 37 05 72
ufatt@chu-nancy.fr

TANDEM Centre spécialisé de soins aux toxicomanes

53, rue Carnot
54190 Villerupt
Tél. : 03 82 89 92 24
tandem54@wanadoo.fr
http://csst.tandem.monsite.orange.fr

Meuse (55)

Centre spécialisé de soins aux toxicomanes – Centr'AID

Centre hospitalier Sainte-Anne
98, boulevard de La Rochelle
55000 Bar-le-Duc
Tél. : 0800 77 12 32

Centr'AID – AID

Centre hospitalier de Saint-Mihiel
2, place Jean-Bérain
55300 Saint-Mihiel
Tél. : 0800 77 12 32
centr.aide@laposte.net
www.ch-saint-mihiel.fr

Centre spécialisé de soins aux toxicomanes – Centr'AID

Maison des Services

8, rue Vauban
55700 Stenay
Tél. : 0800 77 12 32

Centre spécialisé de soins aux toxicomanes – Centr'AID
43, rue Saint-Pierre
55100 Verdun
Tél. : 0800 77 12 32

Morbihan (56)

Centre de soins en addictologie du Morbihan Douar Nevez
Centre d'affaires La Découverte
39, rue de la Villeneuve – Immeuble Fastnet
56100 Lorient
Tél. : 02 97 21 47 71
douarnevez56@hotmail.com

Centre de soins en addictologie du Morbihan Douar Nevez
14, boulevard de la Paix
56000 Vannes
Tél. : 02 97 01 34 18
douarnevez@hotmail.com

Unité d'addictologie de liaison du CH Bretagne atlantique – site de Vannes
20, boulevard du Général-Maurice-Guillaudot
56000 Vannes
Tél. : 02 97 01 47 61
addictologie@ch-bretagne-atlantique.fr

Moselle (57)

Permanence d'accueil du centre Baudelaire
Local de la Mairie
12, rue du Maréchal-Foch
57390 Audun-le-Tiche
Tél. : 03 82 86 25 25
baudthionv-secretariat@ch-jury.fr

Permanence d'accueil du centre Baudelaire
Boutique d'insertion AIEM
4, rue de la Touraine
57290 Fameck
Tél. : 03 82 59 47 47
baudthionv-secretariat@ch-jury.fr

Permanence d'accueil du centre Baudelaire
Centre médico-social
Rue de Wendel
57700 Hayange
Tél. : 03 87 76 97 32
baudthionv-secretariat@ch-jury.fr

Boutique Point de contact
26, rue du Wad-Billy
57000 Metz
Tél. : 03 87 74 41 58

Centre Baudelaire – Intersecteur des pharmacodépendances de la Moselle – Pôle d'addictologie
46, rue Serpenoise
57000 Metz
Tél. : 03 87 76 97 32
baudmetz-secretariat@ch-jury.fr

CSST Les Wads – CMSEA
26, rue du Wad-Billy
57000 Metz
Tél. : 03 87 74 41 58
csst.pda@wanadoo.fr

Permanence d'accueil du centre Baudelaire
Boutique d'insertion AIEM
5, rue Marx-Engels
57250 Moyeuvre-Grande
Tél. : 03 87 58 80 66
baudthionv-secretariat@ch-jury.fr

Consultation toxicomanie
21, rue des Américains
Centre médico-psychologique
57500 Saint-Avold
Tél. : 03 87 93 91 65

Centre d'accueil et de soins des dépendances (CASD)
7, rue Erckmann-Chatrian
57400 Sarrebourg
Tél. : 03 87 03 03 25

Centre d'accueil et de soins pour toxicomanes (CAST) de Moselle est
18, ruelle Holz
57200 Sarreguemines
Tél. : 03 87 95 47 89

Centre Baudelaire – Intersecteur des pharmacodépendances de la Moselle
5, rue de la Grande-Duchesse-Charlotte
57100 Thionville
Tél. : 03 82 59 29 73
baudthionv-secretariat@ch-jury.fr

Permanence d'accueil du centre Baudelaire
Boutique d'insertion AIEM
Allée du Béarn
57270 Uckange
Tél. : 03 82 86 25 25
baudthionv-secretariat@ch-jury.fr

Nord (59)

Centre Le Cèdre bleu
7, rue Sadi-Carnot
59280 Armentières
Tél. : 03 20 35 02 60
cedre.bleu.armentieres@cegetel.net

Para-Chute
46, rue du Musée
59270 Bailleul
Tél. : 03 28 42 28 48

Unité de soins et d'information sur les drogues (USID) – Antenne centre-ville
361, rue du Canteleu
59500 Douai
Tél. : 03 27 97 67 94
christiancolbeaux@ch-douai.fr

Unité de soins et d'information sur les drogues (USID)
Hôpital de Douai
Route de Cambrai
BP 740
59507 Douai Cedex
Tél. : 03 27 97 67 94
colbeaux@ch-douai.fr

CSST Esquisse
3, rue de Furnes
59140 Dunkerque
Tél. : 03 28 59 15 79
association-michel@wanadoo.fr
www.associationmichel.fr

Service d'alcoologie et de toxicomanie
Centre hospitalier général de Dunkerque
130, avenue Louis-Herbeaux
59385 Dunkerque Cedex 01
Tél. : 03 28 28 56 72
maite.matrorocco@ch-dunkerque.fr

Toxigène
6-24, rue Guynemer
Résidence Camille-Desmoulins
59760 Grande-Synthe
Tél. : 03 28 27 99 92
toxigene.grandesynthe@wanadoo.fr

Service d'addictologie Le Layon
Centre hospitalier Le Cateau
28, boulevard Paturle
59360 Le Cateau
Tél. : 03 27 84 66 19
saddictologie@ch-lecateau.fr

Centre Boris-Vian
19 et 19 *bis*, avenue Kennedy
59000 Lille
Tél. : 03 20 15 85 35
59t01-secretariat-cmp@agglomeration-lilloise.fr

Centre d'hébergement d'urgence de nuit pour personnes toxicomanes – Sleep in
247, boulevard Victor-Hugo
59000 Lille
Tél. : 03 28 04 53 80
espacedupossible@adnsea.fr

Centre Le Cèdre bleu
8, avenue de Bretagne
59000 Lille
Tél. : 03 20 08 16 61
cedre.bleu@wanadoo.fr

Point de repère
9, place Saint-Hubert
59800 Lille
Tél. : 03 20 15 91 20
pt-repère@abej-lille.com
www.abej-lille.com

Point jeunes
1, rue Saint-Genois
59800 Lille
Tél. : 03 20 06 44 21
pointjeunes.lille@wanadoo.fr

Association Baptiste pour l'Entraide de la Jeunesse (ABEJ) – Solidarités
228, rue Solférino
BP 1273
59014 Lille Cedex
Tél. : 03 28 36 50 30
www.abej-lille.com

Service d'addictologie de la clinique de La Charité
57, boulevard de Metz
59037 Lille Cedex
Tél. : 03 20 44 60 98
sylvie-cleret@chru-lille.fr

Unité d'hospitalisation intersectorielle de l'EPSM – La Croisée
4, rue de Quesnoy – BP 4
59520 Marquette-lez-Lille
Tél. : 03 20 63 76 08
lacroisee@epsm-agglomeration-lilloise.fr

Centre Étapes
32, boulevard Pasteur
59600 Maubeuge
Tél. : 03 27 62 34 44
etapes3@wanadoo.fr

Boutique Point fixe – Le Relais
40, rue Saint-Antoine
59100 Roubaix
Tél. : 03 28 33 91 40
lerelaiscsst@nordnet.fr

Centre de soins aux toxicomanes
Centre hospitalier la Fraternité – Pavillon 15
20, avenue J.-Lagache
59100 Roubaix
Tél. : 03 20 99 32 23
lucie.malysa@ch-roubaix.fr

Centre Le Relais
40, rue Saint-Antoine
59100 Roubaix
Tél. : 03 28 33 91 40
lerelais@adnsea.fr

Centre Réagir
117, rue de Dunkerque
59200 Tourcoing
Tél. : 03 20 46 01 10
reagir-tourcoing@nordnet.fr

Hébergement d'urgence Réagir
117, rue de Dunkerque
59200 Tourcoing
Tél. : 03 20 46 01 10
reagir-tourcoing@nordnet.fr

Boutique Solidarité
7, avenue du Sénateur-Girard
59300 Valenciennes

Tél. : 03 27 47 07 48
bs59@easynet.fr

Unité de traitement de dépendance et toxicomanie La Parenthèse

279-281, avenue Dampierre
59300 Valenciennes
Tél. : 03 27 09 11 50
sec-utd@ch-valenciennes.fr

Le Cèdre bleu

Chemin des Vieux-Arbres
59650 Villeneuve-d'Ascq
Tél. : 03 20 47 48 08
cedre.bleu.villeneuve@wanadoo.fr

Oise (60)

SATO Picardie centre de soins

18, boulevard du Docteur-Lamotte
60000 Beauvais
Tél. : 03 44 48 34 40

Centre d'accueil et de soins des conduites addictives (CASA)

Centre hospitalier général
50, rue du Général-de-Gaulle
60600 Clermont-de-l'Oise
Tél. : 03 44 77 33 89
jean-jacques.pik@ch-clermont.fr

Orne (61)

Unité d'alcoologie de liaison

Centre hospitalier Maubert
188, rue de Domfront
BP 219
61104 Flers Cedex
Tél. : 02 33 62 65 22

Pas-de-Calais (62)

Centre spécialisé de soins aux toxicomanes

35, boulevard Carnot
62000 Arras
Tél. : 03 21 16 14 01
martine.decomble@ch-arras.fr

Centre d'information et d'accueil des dépendances et de l'hépatite C

7, rue Arthur-Becquart
62600 Berck-sur-Mer
Tél. : 03 21 09 11 50
www.ch-montreuil.fr

Centre de soins du Jeu de paume

62400 Béthune
Tél. : 03 21 01 14 95
reseau.jeu.de.paume@wanadoo.fr

Service d'alcoologie clinique et d'addictologie

Centre hospitalier général
Allée Jacques-Monod
62200 Boulogne-sur-Mer
Tél. : 03 21 99 30 32
alcoologie@ch-boulogne-mer.fr

Améthyste

240, boulevard Lafayette
62100 Calais
Tél. : 03 21 34 33 99
abcdcal@wanadoo.fr

Centre de prévention et de traitement des conduites addictives (CPTCA)

Rue Codron-Carlu
62630 Étaples
Tél. : 03 21 94 18 69

Centre de consultation Éphémère

19, rue Diderot
62300 Lens
Tél. : 03 21 14 62 30
fmr@ch-lens.fr
www.addicto-chlens.fr

Centre de soins spécialisés en addictologie Le Square

31, rue Jean-Souvraz
62300 Lens
Tél. : 03 21 69 14 30
sec.ctd@ch-lens.fr
www.addicto-chlens.fr

Puy-de-Dôme (63)

Centre spécialisé de soins aux toxicomanes (CSS)

72, avenue d'Italie
63000 Clermont-Ferrand
Tél. : 04 73 34 74 80
anpa63csst@wanadoo.fr

Soins accompagnement thérapies information et substitution (SATIS) du CHU de Clermont

Centre médico-psychologique B
Rue Montalembert
BP 69
63003 Clermont-Ferrand Cedex 1
Tél. : 04 73 75 21 32
pcourty@chu-clermontferrand.fr

Pyrénées-Atlantiques (64)

Boutique Réduction des risques

8, rue Jacques-Laffitte
64100 Bayonne
arit@arit.org

Centre Bizia – MDM

Centre hospitalier de la Côte basque
BP 8
64109 Bayonne Cedex
Tél. : 05 59 44 31 00

mdm.bayonne@wanadoo.fr
Biziadoc@libertysurf.fr

Centre ARIT
21 *bis*, rue des Frères
BP 24
64201 Biarritz
Tél. : 05 59 24 82 60

Unité mobile d'échange de seringues
9, rue Helder
64200 Biarritz
Tél. : 05 59 24 68 20

Centre Béarn toxicomanie
23, avenue du Maréchal-Joffre
Porte 3
64000 Pau
Tél. : 05 59 27 42 43
ptox@wanadoo.fr

Hautes-Pyrénées (65)

Centre d'accueil et de soins aux addictions (CASA 65)
13 *bis*, rue Gaston-Manent
65000 Tarbes
Tél. : 05 62 93 66 34
Casa-65@wanadoo.fr

Équipe de liaison et de soins aux conduites addictives (ELISA)
Boulevard du Maréchal-de-Lattre-de-Tassigny
65000 Tarbes
Tél. : 05 62 51 51 84

Pyrénées-Orientales (66)

Centre de soins spécialisés aux toxicomanes
3, rue du Commandant-Doutres
66000 Perpignan
Tél. : 04 68 50 53 99

Centre spécialisé de soins aux toxicomanes intervenant en milieu pénitentiaire
CHS L.-J.-Grégory
Centre Pénitentiaire
BP 945
66945 Perpignan
Tél. : 04 68 85 47 00

Bas-Rhin (67)

Service d'addictologie du CH d'Erstein
13, Route de Krafft
BP 63
67152 Erstein Cedex
Tél. : 03 90 64 21 16

Antenne d'accueil et de soins aux toxicomanes et usagers de drogues (ASTUS)
Centre hospitalier général
64, avenue du Professeur-Leriche
BP 252
67504 Haguenau
Tél. : 03 88 06 35 01

Unité d'addictologie du CH Sainte-Catherine
19, côte de Saverne
BP 20105
67703 Saverne Cedex
Tél. : 03 88 71 66 60
marielouise.bonnewitz@ch-saverne.fr
www.ch-saverne.fr

Centre de cure ambulatoire en alcoologie (CCAA antenne de Schirmeck)
68 A, rue de l'Église
67130 Schirmeck
Tél. : 03 88 97 96 75

Centre d'accueil et de soins ALT
1, rue Sainte-Catherine
67000 Strasbourg
Tél. : 03 88 35 61 86

Centre Espace indépendance
12, rue Kuhn
67000 Strasbourg
Tél. : 03 88 52 04 04
contact@espace-independance.org

Centre Le Fil d'Ariane
Hôpital civil
Clinique médicale A
1, place de l'Hôpital
67000 Strasbourg
Tél. : 03 88 11 53 73

Haut-Rhin (68)

Centre de soins des dépendances – Le Cap
Avenue du 8e Régiment-des-Hussards
Quartier Plessier
68130 Altkirch
Tél. : 03 89 40 67 01
c.hermann.lecap@wanadoo.fr
ou lecap@wanadoo.fr

Centre Argile
15, rue de Peyerimhoff
68000 Colmar
Tél. : 03 89 24 94 71
argile@wanadoo.fr

CAARUD Bémol
69, avenue Aristide-Briand
68200 Mulhouse
Tél. : 03 89 59 87 60

Centre spécialisé de soins aux toxicomanes – Centre Le Cap
4, rue Schlumberger
68200 Mulhouse
Tél. : 03 89 33 17 99
capsoin@wanadoo.fr

Équipe de coordination et d'intervention auprès des malades usagers de drogues (ECIMUD)

Hôpital du Hasenrain
Pavillon 20
87, avenue d'Altkirch
68051 Mulhouse Cedex
Tél. : 03 89 64 68 37/36
secr-psy7@ch-mulhouse.fr

Centre spécialisé de soins aux toxicomanes – Centre Le Cap
20, rue du Ballon
68300 Saint-Louis
Tél. : 03 89 70 14 14
lecapstlouis@wanadoo.fr
www.le-cap.org

Rhône (69)

Centre d'addictologie
21, rue Jean-Marie-Imbert
69700 Givors
Tél. : 04 78 07 92 40

Association Cabiria
4, rue Désiré – BP 1145
69001 Lyon
Tél. : 04 78 30 02 65
cabiria@wanadoo.fr
www.cabiria.asso.fr

Bus Médecins du monde (MDM)
69001 Lyon
Tél. : 04 78 29 59 14

CAARUD Ruptures
36, rue Burdeau
69001 Lyon
Tél. : 04 78 39 34 89
ruptures@wanadoo.fr
www.ruptures.free.fr

Centre A3 – AINAY
10, rue de Castries
69002 Lyon
Tél. : 04 72 40 97 51
a3.ainay@a3-assoc.com

Centre d'accueil de soins et d'orientation
13, rue Sainte-Catherine
69001 Lyon
Tél. : 04 78 89 99 99
missions.france@mdmlyon.net

Centre spécialisé de soins aux toxicomanes de l'Hôtel-Dieu
Centre hospitalier de l'Hôtel-Dieu
1, place de l'Hôpital
69002 Lyon
Tél. : 04 72 41 34 81

CSST du CH Édouard-Herriot
Pavillon A
Place d'Arsonval
69003 Lyon
Tél. : 04 72 11 78 52

Mission bus de Médecins du Monde
13, rue Sainte-Catherine
69001 Lyon
Tél. : 04 78 89 99 99
missions.france@mdmlyon.net

Service d'alcoologie du CH de Tarare – Consultation externe
1, boulevard Jean-Baptiste-Martin
69170 Tarare
Tél. : 04 74 05 46 20

Nemo – Centre d'accueil et d'orientation pour les toxicomanes et leur famille
17, rue Albert-Einstein
69200 Vénissieux
Tél. : 04 78 67 33 33
nemo@arhm-sjd.fr

Centre Jonathan
131, rue de l'Arc
69400 Villefranche-sur-Saône
Tél. : 04 74 62 15 92
ass.jonathan@free.fr

Haute-Saône (70)

Centre l'Escale
1, rue Paul-Petitclerc
70000 Vesoul
Tél. : 03 84 76 62 62
csst.lescale@wanadoo.fr

Saône-et-Loire (71)

Service départemental d'intervenant en toxicomanie
15, rue Philibert-Guide
71100 Chalon-sur-Saône
Tél. : 03 85 90 90 60
sditchalon.sauvegarde71@club-internet.fr

Sauvegarde 71
350, quai Jean-Jaurès
71000 Mâcon
Tél. : 03 85 38 13 59
sditmacon.sauvegarde71@club-internet.fr

Service départemental des intervenants en toxicomanie
23, rue de Chalon
71300 Montceau-les-Mines
Tél. : 03 85 67 70 15
secretariat.sdit.sauvegarde71@club-internet.fr

Savoie (73)

Unité d'addictologie du CHI d'Albertville-Moutiers – UHAL – CCAA
Site d'Albertville
253, rue Pierre de Coubertin
BP 126
73208 Albertville Cedex
Tél. : 04 79 32 68 02
praticiens.ccaa@cham-service.fr

Boutique Le Pélican
Espace Solidarité
67, rue Saint-François-de-Salles
73000 Chambéry
Tél. : 06 84 14 07 07
caarud@le-pelican.org

Centre Le Pélican
60, rue du Commandant-Perceval

73000 Chambéry
Tél. : 04 79 62 56 24
contact@le-pelican.org

REVIH – Santé toxicomanie Savoie
Pavillon Sainte-Hélène
5, rue Pierre-et-Marie-Curie
BP 1125
73011 Chambéry Cedex
Tél. : 04 79 96 58 25
revih-sts@orange.fr
www.revih-sts.fr

Centre de cure ambulatoire en alcoologie (CCAA) – Antenne d'addictologie maurienne
7, rue de l'Orme
73300 Saint-Jean-de-Maurienne
Tél. : 04 79 59 92 77
ccaa-maurienne@wanadoo.fr

Haute-Savoie (74)

ANPAA 74 – Centre de cure ambulatoire en alcoologie (CCAA-CDPA)
13, avenue de Chambéry
74000 Annecy
Tél. : 04 50 45 73 16
ccaa.annecy@anpaa74.fr

Centre Le Lac d'argent
64, chemin des Fins-Nord
74000 Annecy
Tél. : 04 50 67 96 51
lac-d-argent@wanadoo.fr

Centre APRETO
61, rue Château-Rouge
74100 Annemasse
Tél. : 04 50 38 23 81
apreto@wanadoo.fr

Consultation toxicomanie des Hôpitaux du Léman
Hôpital Georges-Pianta
3, avenue de la Dame
BP 526
74506 Thonon-les-Bains
Tél. : 04 50 83 21 10
S-pneumoA@ch-hopitauxduleman.fr
www.ch-leman.fr/

Paris (75)

110 Les Halles – Parmentier – SOS DI
110, rue Saint-Denis
75002 Paris
Tél. : 01 55 34 76 20
110leshalles@groupe-sos.org
www.groupe-sos.org

Boréal – La Terrasse
64 *ter*, rue de Meaux
75019 Paris
Tél. : 01 42 45 16 43
www.ch-maison-blanche.fr/

Boutique 18 – Espace mixte
86, rue Philippe-de-Girard
75018 Paris
Tél. : 01 46 07 94 84
boutique18@charonne.asso.fr

Boutique Femmes – Espace Femmes
84, rue Philippe-de-Girard
75018 Paris
Tél. : 01 46 07 87 17

Bus méthadone – GAIA
62 *bis*, avenue Parmentier
75011 Paris
Tél. : 01 77 72 22 00
accueil@gaia.easynetonline.net
www.medecinsdumonde.org/

Centre Beaurepaire
9, rue Beaurepaire
75010 Paris
Tél. : 01 53 38 96 20
beaurepaire@charonne.asso.fr

Centre Cassini
8 *bis*, rue Cassini
75014 Paris
Tél. : 01 58 41 16 78
centre.cassini@cch.ap-hop-paris.fr

Centre Charonne
3, quai d'Austerlitz
75013 Paris
Tél. : 01 45 83 22 22
charonne@charonne.asso.fr

Centre Confluences – SOS DI
6, rue de la Fontaine-à-Mulard
75013 Paris
Tél. : 01 43 13 14 30
confluences@groupe-sos.org
www.groupe-sos.org

Centre de cure ambulatoire en alcoologie Nation – Centre d'alcoologie Nation
61, boulevard de Picpus
75012 Paris
Tél. : 01 53 44 01 40
caparis12@anpa.asso.fr
www.anpaa.asso.fr

Centre Horizons
10, rue Perdonnet
75010 Paris
Tél. : 01 42 09 84 84
cas@horizons.asso.fr
infos@horizons.asso.fr
www.horizons.asso.fr

Centre La Corde raide
6, place Rutebeuf
75012 Paris
Tél. : 01 43 42 53 00
lacorderaide@wanadoo.fr
www.lacorderaide.org/

Centre Monte-Cristo
20-40, rue Leblanc
75015 Paris
Tél. : 01 56 09 26 91

Cité le Village
105, rue Villiers-de-l'Isle-Adam
75020 Paris
Tél. : 01 53 39 19 51
village.secretariat@acsc.asso.fr

Équipe de liaison en addictologie (ELSA)
Hôpital européen Georges-Pompidou
20, rue Leblanc
75015 Paris
Tél. : 01 56 09 22 86
www.aphp.fr

Équipe de liaison psychiatrique (ELP)
75018 Paris
Tél. : 01 58 60 24 13
www.ch-maison-blanche.fr/

Espoir Goutte d'Or (EGO)
13, rue Saint-Luc
75018 Paris
Tél. : 01 53 09 99 49
ego@ego.asso.fr
www.ego.asso.fr/

Le Kiosque information sida-toxicomanie
36, rue Geoffroy-l'Asnier
75004 Paris
Tél. : 01 44 78 00 00
info@lekiosque.org
www.lekiosque.org/accueil.php

Lieu fixe d'échange de seringue – Service de médecine générale – Marmottan
5 *bis*, rue des Colonels-Renard
75017 Paris
Tél. : 01 45 74 71 99
www.hopital-marmottan.fr

Pass'Justice – Pierre Nicole
27 rue Pierre-Nicole
75005 Paris
Tél. : 01 44 32 07 75

Service d'addictologie Moreau-de-Tours
Service d'addictologie Moreau-de-Tours
23-25, rue Broussais
75014 Paris
Tél. : 01 45 65 80 64
x.laqueille@ch-sainte-anne.fr
www.ch-sainte-anne.fr

Unité mobile d'addictologie Cochin
Pavillon Pierre-Ameuille
27, rue du Faubourg-Saint-Jacques
75014 Paris
Tél. : 01 58 41 16 70
equipe.addictologie@cch.ap-hp-paris.fr

Unité spécialisée en addictologie Émergence espace Tolbiac
6, rue de Richemont
75013 Paris
Tél. : 01 53 82 81 70
emergence@imm.fr
www.imm.fr/

Unité thérapeutique ambulatoire Saint-Germain Pierre-Nicole (UTA Pierre-Nicole)
27, rue Pierre-Nicole
75005 Paris
Tél. : 01 44 32 07 60
contact@pierre-nicole.com
www.pierre-nicole.com/

Espace Murger
Service du Professeur-Lépine
200, rue du Faubourg-Saint-Denis
75475 Paris Cedex 10
Tél. : 01 40 05 42 14
espace.murger@lrb.aphp.fr

Équipe de coordination et d'intervention auprès des malades usagers de drogues (ECIMUD)
Service de psychiatrie du Professeur-Ferreri
184, rue du Faubourg-Saint-Antoine
75571 Paris Cedex 12
Tél. : 01 49 28 26 55
ecimud.sat@sat.ap-hop-paris.fr
www.ap-hp.fr

Seine-Maritime (76)

Centre La Passerelle
35, rue du Neubourg
76500 Elbeuf-sur-Seine
Tél. : 02 35 78 00 50
lapasserelle76@wanadoo.fr

Clinique des Essarts
Rue du Mur-Crénelé
Les Essarts
76530 Grand-Couronne
Tél. : 02 32 11 49 00
dir@clinique-essarts.com
www.clinique-essarts.com

Centre Maupassant
7, rue Guy de Maupassant
76370 Neuville-lès-Dieppe
Tél. : 02 35 82 04 28
csst.onm@orange.fr

Centre spécialisé de soins aux toxicomanes intervenant en milieu pénitentiaire
169, boulevard de l'Europe
Maison d'arrêt de Rouen
76000 Rouen
Tél. : 02 35 73 50 02

La Boutik – Dispensaire d'accueil
20, rue Georges-d'Amboise
76000 Rouen
Tél. : 02 35 70 41 20
boutik@laboussole.asso.fr
http://pro.wanadoo.fr/arirt

Réseau ville-hôpital toxicomanie
CHU de Rouen
1, rue Germont
76031 Rouen
Tél. : 02 32 88 64 38
RVHT@chu-rouen.fr

ToxEnVille
10, rue de Constantine
76000 Rouen
Tél. : 02 35 07 77 11
crits.coordination@free.fr

Seine-et-Marne (77)

Centre Hévéa
6-8, rue Saint-Fiacre
77108 Meaux Cedex
Tél. : 01 64 35 35 82
a-smail@ch-meaux.fr

Deux-Sèvres (79)

Centre d'accès aux soins pour toxicomanes
Centre hospitalier Nord-Deux-Sèvres
17, rue de l'Hôpital
BP 60
79300 Bressuire
Tél. : 05 49 68 31 22

Somme (80)

Service d'addictologie du CH d'Abbeville
43, rue de l'Isle
80142 Abbeville
Tél. : 03 22 25 57 74
wilquin.marousia@abbeville.fr

Centre Le Chemin – Le Mail
51, mail Albert-Ier
80000 Amiens
Tél. : 03 60 12 26 27
direction@assoc-lemail.net
www.assoc-lemail.net

Service d'alcoologie
Centre hospitalier
56, rue de Verdun
BP 78
80400 Ham
Tél. : 03 23 81 40 40
elsa@ch-ham.com

Service mobile d'alcoologie et toxicomanie
Centre hospitalier
23, rue Jules-Brûlé
80230 Saint-Valéry
Tél. : 03 22 60 28 00

Tarn (81)

Espace accueil information toxicomanie
76, rue Lavazière
Villa le Marronnier
81000 Albi
Tél. : 05 63 49 94 34
eait@bonsauveuralby.asso.fr

Espace accueil information en toxicomanie
10, rue Anne-Veaute
81100 Castres
Tél. : 05 63 71 24 71
tarn.espoir@orange.fr

Tarn-et-Garonne (82)

Centre spécialisé de soins aux conduites addictives (CSSCA)
23, rue du Docteur-Allibert
82000 Montauban
Tél. : 05 63 92 82 90
j.heyschdelaborde@ch-montauban.fr

Var (83)

Centre spécialisé de soins aux toxicomanes – Villa Sole Zenith
414, avenue du Château-de-Gallieni
Villa Sole Zenith
83600 Fréjus
Tél. : 04 94 51 85 60
csst-sec@chi-frejus-saint-raphael.fr

Permanence du CSST de Fréjus – Villa Sole Zenith
Rond-point du Général-Diego-Brosset
RN 559
83580 Gassin
Tél. : 04 94 51 85 60

Centre spécialisé de soins aux toxicomanes AVASTOFA
73, boulevard de Stalingrad
83500 La Seyne-sur-Mer
Tél. : 04 98 00 25 05

Centre Sphinx pour toxicomanes
Le Vendémiaire – Cité Berthe
Bâtiment A4 – Appart. 2
83500 La Seyne-sur-Mer
Tél. : 04 94 94 88 99
sphinx-pour-toxicomanes@wanadoo.fr

Centre spécialisé de soins aux toxicomanes du CDPAT
8, rue Francis-de-Pressensé
83000 Toulon
Tél. : 04 94 92 53 50
comite83@anpa.asso.fr

Unité des conduites addictives de l'hôpital Chalucet – Psy G 02
Hôpital Chalucet – service de psychiatrie 83 G2
2, rue Chalucet
83000 Toulon
Tél. : 04 94 22 77 20

Vaucluse (84)

AVAPT – CSST – AVAPT
14, boulevard Émile-Desfons
84000 Avignon
Tél. : 04 90 82 15 94
avapt@asos.org
www.groupe-sos.org

CAARUD Le Patio
14, boulevard Émile-Desfons
84000 Avignon
Tél. : 04 90 82 15 94
avapt@groupe-sos.org
www.groupe-sos.org

La Boutik
41, rue du Portail
Magnanen

84000 Avignon
Tél. : 04 90 86 80 80
aides84avignon@wanadoo.fr
www.aides.org

Vienne (86)

Permanence d'accueil du Tourniquet
13, rue Maurice-Bedel
86100 Châtellerault
Tél. : 05 49 85 05 54

Le Tourniquet
6, rue d'Alsace-Lorraine
86000 Poitiers
Tél. : 05 49 88 84 95
tourniquet@ch-poitiers.fr

Haute-Vienne (87)

Centre Bobillot
80, rue François-Perrin
87000 Limoges
Tél. : 05 55 34 43 77
pc10@ch-esquirol-limoges.fr
www.centrebobillot.fr

Unité Henry Ey Bas du CH Esquirol
Intersecteur régional de soins en addictologie
15, rue du Docteur-Marcland
87025 Limoges Cedex
Tél. : 05 55 43 11 49
pc10.esquirol@wanadoo.fr
www.centrebobillot.fr/

Vosges (88)

Centre de soins spécialisés aux personnes toxicomanes La Croisée
33, rue Thiers
88000 Épinal
Tél. : 03 29 35 62 02
lacroisee@avsea88.com

Yonne (89)

Centre spécialisé de soins pour toxicomanes
2, rue Preuilly
89000 Auxerre
Tél. : 03 86 51 46 99
comite89@anpa.asso.fr

Essonne (91)

CSST L'Espace
25 *bis*, route d'Égly
91290 Arpajon
Tél. : 01 64 90 62 00
csst@eps-etampes.fr

CSST Val d'Orge – Ressources
6, avenue Jules-Vallès
91200 Athis-Mons
Tél. : 01 69 38 37 21
asso.ressources@free.fr
www.associationressources.org

Essonne Accueil Étampes
10, rue de la Plâtrerie
91150 Étampes
Tél. : 01 69 92 46 46
eaetampes@wanadoo.fr
www.essonne-accueil.fr

Essonne Accueil Évry
110, Grand-place de l'Agora
91034 Évry Cedex
Tél. : 01 60 78 06 44
eaevry@wanadoo.fr
www.essonne-accueil.fr

Centre spécialisé de soins aux toxicomanes intervenant en milieu pénitentiaire
7, avenue des Peupliers
91700 Fleury-Mérogis
Tél. : 01 69 04 05 02

Essonne Accueil Massy
100, avenue Carnot
91300 Massy
Tél. : 01 69 32 22 22
eamassy@wanadoo.fr
www.essonne-accueil.fr

Hauts-de-Seine (92)

Centre d'accueil et de soins pour toxicomanes – CAST
2, rue de Belfort
92600 Asnières-sur-Seine
Tél. : 01 41 32 24 00
cast@chs-rprevot.fr

Clinique Liberté
10, rue de la Liberté
92220 Bagneux
Tél. : 01 45 36 11 20
shirley.mary@ch-tgv.fr
(secrétariat)

Centre Trait d'union
154, rue du Vieux-Pont-de-Sèvres
92100 Boulogne-Billancourt
Tél. : 01 41 41 98 01
contact@trait-union.org
www.trait-union.org

Équipe de coordination et d'intervention auprès des malades usagers de drogues (ECIMUD)
157, rue de la Porte-des-Trivaux
Hôpital Antoine-Béclère
92140 Clamart
Tél. : 01 45 37 43 43

Équipe de coordination et d'intervention auprès des malades usagers de drogues (ECIMUD)
Hôpital Louis-Mourier
178, rue des Renouillers
92700 Colombes
Tél. : 01 47 60 64 24
A.M-SIMOPOL.@lmr.AP-HP.Paris.fr

Service prévention santé – PES
549, rue Gabriel-Péri
92700 Colombes
Tél. : 01 47 60 80 26

Centre Chimène
35, boulevard Gambetta
92130 Issy-les-Moulineaux
Tél. : 01 46 45 61 46
ccaa@chimene.org
www.chimene.org

Centre La Fratrie
20, avenue Gallieni
92000 Nanterre
Tél. : 01 41 37 68 68
csstlafratrie@yahoo.fr

CAAT 92
9, avenue Beauséjour
92500 Rueil-Malmaison
Tél. : 01 47 49 29 66
sequana.jeunes@wanadoo.fr

Seine-Saint-Denis (93)

CSST Le Corbillon
Centre hospitalier de Saint-Denis
17, rue Danielle-Casanova
93200 Saint-Denis
Tél. : 01 42 43 94 02
adhoct@ch-stdenis.fr

Centre de cure ambulatoire en alcoologie (CCAA)
Centre de santé
5, rue du Docteur-Pesqué
93300 Aubervilliers
Tél. : 01 48 11 21 90
cms@mairie-aubervilliers

Centre Boucebci
Hôpital Avicenne
125, route de Stalingrad
93000 Bobigny
Tél. : 01 48 95 59 33
m.boucebci@avc.ap-hop-paris.fr

Équipe de coordination et d'intervention auprès des malades usagers de drogues (ECIMUD)
Hôpital Avicenne
125, rue de Stalingrad
93009 Bobigny Cedex
Tél. : 01 48 95 51 05
ecimud.avicenne@a.p-hop-paris.fr

Équipe de coordination et d'intervention auprès des malades usagers de drogues (ECIMUD)
Avenue du 14-Juillet
Hôpital Jean-Verdier
93140 Bondy
Tél. : 01 48 02 68 91

Généralistes et toxicomanies 93
14, avenue Gabriel-Péri
93150 Le Blanc-Mesnil
Tél. : 01 48 67 09 57
gt93@club-internet.fr

Réseau Valjean 93
10, rue du Général-Leclerc
93370 Montfermeil
Tél. : 01 41 70 84 32

Centre de soins, d'accompagnement et de prévention en addictologie – Centre Rabelais
70, rue Douy-Delcupe
93100 Montreuil-sous-Bois
Tél. : 01 48 57 14 21
pass93@wanadoo.fr
www.reseau-pass.org

Centre La Mosaïque
40 *ter*, rue Marceau
93100 Montreuil-sous-Bois
Tél. : 01 48 57 02 06

CSST Unité sud
Unité fonctionnelle d'addictologie
1 *bis*, rue Saint-Louis
93250 Villemomble
Tél. : 01 48 54 14 14
unité.sud@laposte.net

Val-de-Marne (94)

Centre Épice
42, rue Saint-Simon
94000 Créteil
Tél. : 01 48 99 22 14
drogues.et.société@wanadoo.fr

Centre spécialisé de soins aux toxicomanes intervenant en milieu pénitentiaire
Maison d'arrêt de Fresnes
Allée des Thuyas
94261 Fresnes Cedex
Tél. : 01 46 15 90 72

Équipe de coordination et d'intervention auprès des malades usagers de drogues (ECIMUD)
78, rue du Général-Leclerc
Hôpital Bicêtre
94275 Le Kremlin-Bicêtre Cedex
Tél. : 01 45 21 63 67
ecimud.bicetre@bct.aphp.fr

Centre JET 94
91 *bis*, avenue de la Maréchale
94420 Le Plessis-Trévise
Tél. : 01 45 76 64 45
secretariat.jet94@ch-les-murets.fr

Centre Ithaque
9, rue Georges-Bizet
94800 Villejuif
Tél. : 01 47 26 01 89
ithaque.addict@free.fr

Val-d'Oise (95)

Antenne d'accueil du centre Imagine
Rue du Docteur-Leray
95100 Argenteuil

Tél. : 01 39 89 17 49
sec.imagine@ch-simoneveil.fr

L'Oiseau bleu

12 *bis*, rue Macaigne-Fortier
95650 Boissy-l'Aillerie
Tél. : 01 34 66 98 80
assbethel@9business.fr
www.association-bethel.org

Centre de soins pour toxicomanes et leur famille – Centre Dune

Immeuble les Oréades
Parvis de la Préfecture
95000 Cergy
Tél. : 01 30 73 11 11
dune95@free.fr

Équipe d'addictologie de liaison

Centre hospitalier R.-Dubos
6, avenue d'Île-de-France
95301 Pontoise
Tél. : 01 30 75 40 40

Centre Rivage

10, avenue Frédéric-Joliot-Curie
95200 Sarcelles
Tél. : 01 39 93 66 67
centrerivage@wanadoo.fr

Centre Imagine – Intersecteur pour pharmacodépendants du Val-d'Oise

6, allée des Bouleaux
Appartement 77-78
95230 Soisy-sous-Montmorency
Tél. : 01 39 89 17 49
sec.imagine@ch-simoneveil.fr

Guadeloupe (971)

Centre de cure ambulatoire en alcoologie (CCAA)

29, rue Baudot
Immeuble Le Bois-Reulin
97100 Basse-Terre
Tél. : 05 90 81 18 83

Unité de soins et de liaisons en addictologie (USLA)

Hôpital Ricou
97139 Les Abymes
Tél. : 05 90 89 05 90

Réseau d'appartements thérapeutiques relais

Immeuble BDAF
97110 Pointe-à-Pitre
Tél. : 05 90 90 38 79
coredaf@wanadoo.fr

Centre de soins d'accompagnement et de prévention en addictologie (CSAPA)

Immeuble BDAF
97110 Pointe-à-Pitre
Tél. : 05 90 90 38 79
coredaf@wanadoo.fr

Service de médecine addictive

Centre hospitalier Louis-Daniel-Beauperthuy
Chemin communal
Mahault
97116 Pointe-Noire
Tél. : 05 90 80 59 59

Centre médico-psychologique

BP 381
Marigot
97150 Saint-Martin
Tél. : 05 90 29 00 75

Martinique (972)

Service de médecine pénitentiaire régionale (SMPR)

Centre pénitentiaire
Quartier Champigny
97224 Ducos
Tél. : 05 96 77 30 34

Association citoyenne pour l'insertion solidaire et économique (ACISE)

1, rue Martin-Luther-King
Ancien Palasia
97200 Fort-de-France
Tél. : 05 96 63 03 68
acise@wanadoo.fr

Centre de soins et de réinsertion de la Martinique – CLARAC

Ex-hôpital Clarac
97200 Fort-de-France
Tél. : 05 96 59 25 72

Unité d'écoute pour les jeunes en détresse

46, rue Émile-Zola
Terres Sainville
97200 Fort-de-France
Tél. : 05 96 60 23 52
adsm97@wanadoo.fr

Unité spécialisée de soins en ambulatoire et de recherches sur les dépendances (USSARD)

Hôpital Clarac –
Bâtiment 20
Boulevard Pasteur – BP 632
97261 Fort-de-France Cedex
Tél. : 05 96 59 25 98

Service d'alcoologie du CH de Saint-Esprit

Hôpital de Saint-Esprit
Route du Petit-Bourg
97270 Saint-Esprit
Tél. : 05 96 77 31 11
hopital-st-esprit@wanadoo.fr

Guyane (973)

CSST de Cayenne

76, rue Justin-Catayee
97300 Cayenne
Tél. : 05 94 35 13 80

Relais drogue solidarité

42, rue Rouget-de-l'Isle
97300 Cayenne
Tél. : 05 94 28 24 83

Unité d'addictologie Amaranthe
Centre hospitalier Andrée-Rosemon
3, avenue des Flamboyants
97300 Cayenne
Tél. : 05 94 39 52 84

CSST de Kourou – Akati'j
7, rue des Atipas
97378 Kourou
Tél. : 05 94 31 10 79
akatij@wanadoo.fr

Réunion (974)

Castor nord
9005/9013 SIDR
Camélias
BP 1047
97481 Saint-Denis Cedex
Tél. : 02 62 30 22 93

Centre d'accueil Bas seuil Kaz' Oté
7, chemin Pavé
97460 Saint-Paul
Tél. : 02 62 45 26 55
kazote.reseau.ote@wanadoo.fr

Centre de soins spécialisés aux toxicomanes La Kaz' Oté
7, chemin Pavé
Grande Fontaine
97460 Saint-Paul
Tél. : 02 62 45 26 55
kazote.reseau.ote@wanadoo.fr

Castor sud
458-460, rue du Père-Raimbault
97410 Saint-Pierre
Tél. : 02 62 35 23 74

Centre de cure ambulatoire en alcoologie (CCAA) – Castor
458-460, rue du Père-Raimbault
97410 Saint-Pierre
Tél. : 02 62 35 23 74
ccaa-stpierre@wanadoo.fr

Service d'addictologie
Centre hospitalier Saint-Pierre
Terre Sainte
BP 350
97448 Saint-Pierre Cedex
Tél. : 02 62 35 97 15
jp.aubin@ch-reunion.fr

Lexique

A

Accoutumance : habitude que l'organisme acquiert des produits absorbés ; il faut alors augmenter les doses pour avoir les mêmes effets.

Accro : état de dépendance physique à une drogue (« être accro »).

Acide : autre nom du LSD.

Adrénaline : ou épinéphrine, hormone secrétée par les glandes surrénales, suite à une stimulation du système sympathique, provoquant tachycardie, augmentation de la pression artérielle, dilatation des pupilles.

Amphés : amphétamines.

Angel dust : PCP = crystal = poussière d'ange = phencyclidine.

Aya : cannabis.

B

Bad trip : « mauvais voyage » au LSD.

Barbis : barbituriques.

Benzodiazépines : molécules synthétiques psychotropes utilisées comme tranquillisants pour lutter contre le stress, l'anxiété, l'agitation, les convulsions, etc.

Blanche : héroïne blanche.

Bombe : résine de haschisch très pure.

Boulette : haschisch = H = shit.

Bourrin : cheval, horse, morphe, naphtaline, poudre (drepou), smak, shnouff = héroïne.

Buvard : dose de LSD liquide déposée sur un buvard.

C

Came (camelote) : drogue.

Camé : drogué (se camer = se doper = se droguer).

Carotte : joint.

Change-money : nom donné couramment au dealer.

Cheval (horse) : nom donné couramment à l'héroïne.

Chichon : cannabis.

Coco : nom donné couramment à la cocaïne.

Coke : cocaïne = Julie = coco = neige : cocaïne pure.

Cône : joint.

Cool : calme.

Crach : état succédant à la prise d'une forte dose d'amphétamines.

Crack : sulfate de cocaïne = cocaïne base = caillou. Non dissoluble dans l'eau.

Crystal : nom donné couramment à la méthédrine ; désigne aussi la métamphétamine et la phencyclidine.

D

Deal : vente au détail de la drogue.

Dealer : vendeur de drogue.

Décrocher : arrêter de se droguer.

Défonce : état de quiétude et de mise à distance du monde extérieur après usage de stupéfiants ou de psychotropes. On dit aussi « être raide » ou « être stone ».

Défoncé : être sous l'effet d'une drogue. Synonyme de « éclaté », « pété », « perché », « fait », « stone »...

Dépendance : état physiologique s'installant après consommation d'une drogue toxicomanogène et qui mène à son autoadministration répétitive.

Descente : état succédant à l'arrêt ou à la dissipation des effets d'une substance psychotonique (cocaïne surtout, amphétamines).

DMT : diméthyltryptamine, hallucinogène de synthèse dont les effets sont proches de ceux du LSD mais de durée plus brève.

Dopage : usage de substance visant à améliorer les performances physiques.

Dose : quantité de drogue à consommer en une fois.

Double zéro : cannabis d'excellente qualité.

Downers : tranquillisants.

E

Ecstasy : XTC = X = amphétamine de synthèse = MDMA.

Endogène : se dit d'une substance propre à un individu ou organisme, par opposition aux substances exogènes qui sont d'origine externe.

F

Fix : injection intraveineuse de drogue (« se faire un fix »).

Flash : sensation violente de bien-être juste après l'injection d'une drogue.

Flip : angoisse. Être flippé = être angoissé.

H

Hallu : hallucinogène.

Herbe : feuilles de cannabis séchées = Marie-Jeanne = rope.

Huile : haschisch liquide.

I – J

Ice : chlorhydrate de méthamphétamine.

Jaja : cannabis.

Joint : cigarette de haschisch ou de marijuana composée de tabac et de drogue. On dit aussi « tarpé », « cône »...

Junk, junkie : utilisateur d'héroïne, après quelques années d'usage.

K

Kheppa : paquet = enveloppe de papier contenant de la drogue.

Kiffer : se sentir bien, prendre du plaisir.

L

Libanaise : cannabis d'origine libanaise.

Ligne : rail = ligne de cocaïne.

Lune de miel : période initiale de plaisir avec l'héroïne.

M

Manque : troubles (nausées, diarrhées, bouffées de chaleur, perte de conscience) déclenchés par la privation de drogue chez un toxicomane.

Maroco : cannabis d'origine marocaine.

MDA : 3-4 méthylène dioxyamphétamine = « drogue d'amour ».

Mescaline : hallucinogène puissant, principe actif du peyotl (cactus du Mexique) = mesc.

Méta : méthadone.

Méthédrine : nom d'une des plus fortes des amphétamines.

Mike : unité de mesure (microgramme) pour une capsule de LSD (en moyenne 500 à 600 mikes).

Montée : altération progressive de la conscience par les hallucinogènes (le consommateur dit qu'il « part »).

N – O

Neige : nom couramment donné à la cocaïne.

Nembi : nembutal = barbiturique d'action rapide.

OD : overdose = surdose.

On va peps : on va fumer un joint.

P

Parano : effet parano : état de méfiance pathologie, de sentiment de persécution, fréquent avec la cocaïne, les amphétamines et certains hallucinogènes.

Pétard : joint.

Planer : se sentir dans un état second.

Poppers : ampoule de nitrite d'amyle inhalée après ouverture, utilisée comme aphrodisiaque dans certains milieux homosexuels.

Poussette : faire une poussette : aspirer le sang dans la seringue pour la rincer après la première injection avant de s'administrer le restant (évite de perdre de la drogue).

Poussière : faire une poussière : épisode fébrile avec malaise général et frissons survenant au cours ou à la suite d'une injection intraveineuse. Problématique liée aux impuretés contenues dans la seringue.

Poussière d'étoile : nom donné couramment aux amphétamines.

Psychoactif : qui agit sur le psychisme d'un individu.

R

Rave-parties : concerts de musique techno où sont souvent consommés des amphétamines et dérivés, ecstasy, etc.

Récepteurs : structure protéique située à la surface des membranes des cellules et dont la fonction est de transmettre un signal nerveux.

Reds : sécobarbital = barbiturique d'action rapide.

S

Savonnette : 250 grammes de cannabis.

Sérotonine : neurotransmetteur possédant des actions multiples dans l'organisme au niveau périphérique et au niveau du système nerveux central, sur la pression artérielle, le sommeil, l'éveil, la perception de la douleur, la prise de nourriture, etc.

Sérotoninergique : relatif aux effets de la sérotonine ou qui mime ces effets.

Shilom : cône de terre cuite ou de carton servant à la prise de fumée de drogue.

Shit : cannabis.

Shoot : injection de drogue avec une shooteuse.

Shooteuse (pompe) : seringue servant à l'injection d'une drogue.

Skunk : cannabis d'origine hollandaise, fortement dosé, à odeur forte. (*Skunk* veut dire « putois » en américain.)

Sniffer : absorber de la drogue par voie nasale.

Space cakes : petits gâteaux au cannabis.

Speedball : association de cocaïne et d'héroïne dans une injection intraveineuse.

Stick : papier à tabac ; permet de fabriquer un joint.

Sub : Subutex®.

Surdose : mot français pour overdose : prise d'une trop forte dose de drogue entraînant la mort par arrêt cardiaque.

T – Z

Tachycardie : accélération du rythme cardiaque.

Tolérance : diminution de l'effet d'une dose précise de substance lors d'administrations répétées. (Elle entraîne l'escalade de la taille des doses afin de retrouver l'effet initial.) Synonyme : accoutumance.

Toxicomanogène : se dit d'une substance dont la consommation entraîne la toxicomanie.

Trip : expérience obtenue sous l'influence des effets paroxystiques des hallucinogènes = voyage.

Zetla : cannabis.

Index

Bibliographie

ANDREASSON S., ALLEBECK P., ENGSTROM A., RYDBERG U., «Cannabis and schizophrenia. A longitudinal study of Swedish conscripts», *Lancet*, 1987, 1483-1485.

ANGEL P., RICHARD D., VALLEUR M., *Toxicomanies*, Masson, 1999.

BARDET V., BIANU Z., *Poèmes et proses des ivresses*, Seghers, 1984.

BRUST J., *Aspects neurologiques de l'addiction*, Elsevier, 2007.

CAHOREAU G., TISON C., *La Drogue expliquée aux parents*, Balland, 1987.

CHAOUACHI K., *Le Narguilé : anthropologie d'un mode d'usage de drogues douces*, L'Harmattan, 1997.

CHOUVY P.-A., LANIEL L., *Géopolitique des drogues illicites, Hérodote* n° 112, 1er trimestre 2004.

Collectif, *Actes du colloque THS 5, Dans le secret des drogues et des virus*, Éditions Frison-Roche, 2001.

Collectif, *Ecstasy, des données biologiques et cliniques aux contextes d'usage*, INSERM, 1997.

Collectif, *Schizophrénies débutantes : diagnostic et modalités thérapeutiques, Conférence de consensus des 23 et 24 janvier 2003*, John Libbey, 2003.

Collectif, *Stratégies thérapeutiques pour les personnes dépendantes des opiacés : place des traitements de substitution, Conférence de consensus des 23 et 24 juin 2003*, Princeps, 2004.

CORCOS M., FLAMENT M., JEAMMET P., *Les Conduites de dépendance*, Masson, 2003.

DENIKER P., *Les Drogues*, Plon, 1987.

Drogues et dépendance, INPES, 2006.

DSM-IV-TR, Manuel diagnostique et statistique des troubles mentaux, Masson, 2000.

ESCOHOTADO A., *Histoire élémentaire des drogues*, Lézard, 1995.

FARGES F., *Approche communautaire des toxicomanies*, PUF, 1998.

GUFFENS J.-M. (dir.), *Toxicomanies à l'aube du 3e millénaire : une approche globale. Actes du 4e colloque THS 4*, Feel, 1999.

HALFEN S., VINCELET C., GRÉMY I., *Toxicomanie et usages de drogues à Paris : état des lieux et évolutions en 2006*, ORS, 2007.

HOSTETTMANN K., *Tout savoir sur les plantes qui deviennent des drogues*, Favre, 2002.

JACQUES J.-P., FIGIEL C., *Drogues et substitution*, De Boeck, 2006.
KOPP P., *Économie de la drogue*, La Découverte, 2006.
LABROUSSE A., *Afghanistan : opium de guerre, opium de paix*, Paris, Mille et une nuits, 2005.
– –, *Géopolitique des drogues*, PUF, « Que sais-je ? » n° 3693, Paris, 2004.
LEWIN L., *Phantastica*, Payot, 1927.
MOREL A., FONTAINE B., HERVÉ F., *Soigner les toxicomanes*, Dunod, 1997.
NORTIER E., « Drogues anciennes, drogues nouvelles, pratiques actuelles », *Psychiatr Sci Hum Neurosci*, Springer, 2007.
OLIEVENSTEIN C., *Il n'y a pas de drogués heureux*, Robert Laffont, 1977.
PADIEU R., BEAUGÉ F., CHOQUET M., MOLIMARD R., PARQUET P., STINUS L., *Dépendance et conduites de consommation*, INSERM, 1997.
PELICIER Y., THUILLIER G., *La Drogue*, PUF, « Que sais-je ? », 1981.
REYNAUD M., *Traité d'addictologie*, Flammarion, 2006.
REYNAUD M., PARQUET P., LAGRUE G., *Les Pratiques addictives : usage, usage nocif et dépendances aux substances psychoactives*, Odile Jacob, 2000.
RICHARD D, SENON J.-L., *Dictionnaires des drogues, des toxicomanies et des dépendances*, Larousse, 1999.
ROSENZWEIG M., *Les Drogues dans l'histoire, entre remède et poison*, De Boeck & Belin, 1998.
SHULGIN Alex. et Ann, *TIHKAL: The continuation*, Transform Press, Berkeley, 1997.
TAILLAC P. (DE), *Les Paradis artificiels, l'imaginaire des drogues, de l'opium à l'ecstasy*, Hugo & Cie, 2007.
TASSIN J.-P., DORAY B., FUHRER R., MORMÈDE P., *Variabilités individuelles des sensibilités à la dépendance*, INSERM, 2000.
TOUZEAU D., JACQUOT C., *Les Traitements de substitution pour les usagers de drogues*, Arnette, 1997.
VALLEUR M., (1987), *La Clinique du toxicomane*, Éditions universitaires.
VALLEUR M., MATYSIAK J.-C., *Les Addictions, panorama clinique, modèles explicatifs, débat social et prise en charge*, Armand Colin, 2002.

Sites Internet utiles

www.drogues.gouv.fr
www.ofdt.fr
www.toxico.info
www.alcoologie.org
www.caat.online.fr
www.erowid.org

Table des matières

Achevé d'imprimer en décembre 2009
sur les presses de Normandie Roto Impression s.a.s.
61250 Lonrai
Dépôt légal : janvier 2010
N° d'éditeur : 10451
N° d'imprimeur : 094466

Imprimé en France